Introdução à enfermagem:
dos aspectos históricos à atuação profissional

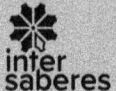

Introdução à enfermagem: dos aspectos históricos à atuação profissional

Cristiano Caveião
Maria Caroline Waldrigues
Vitor Mocelin Zacarkim

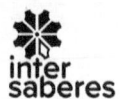

Rua Clara Vendramin, 58 . Mossunguê . CEP 81200-170
Curitiba . PR . Brasil . Fone: (41) 2106-4170
www.intersaberes.com . editora@intersaberes.com

Conselho editorial
Dr. Alexandre Coutinho Pagliarini
Drª. Elena Godoy
Dr. Neri dos Santos
Mª Maria Lúcia Prado Sabatella

Editora-chefe
Lindsay Azambuja

Gerente editorial
Ariadne Nunes Wenger

Assistente editorial
Daniela Viroli Pereira Pinto

Preparação de originais
Fabrícia E. de Souza

Edição de texto
Palavra do Editor

Capa
Charles L. da Silva (*design*)
David Gyung/Shutterstock (imagem)

Projeto gráfico
Charles L. da Silva (*design*)
scoutori/Shutterstock (imagem)

Diagramação
Fabio Vinicius da Silva

***Designer* responsável**
Charles L. da Silva

Iconografia
Maria Elisa Sonda
Regina Claudia Cruz Prestes

Dados Internacionais de Catalogação na Publicação (CIP)
(Câmara Brasileira do Livro, SP, Brasil)

Caveião, Cristiano
  Introdução à enfermagem : dos aspectos históricos à atuação profissional / Cristiano Caveião, Maria Caroline Waldrigues, Vitor Mocelin Zacarkim. -- Curitiba, PR : Editora Intersaberes, 2023.

  Bibliografia.
  ISBN 978-85-227-0539-9

  1. Enfermagem – Brasil – História 2. Enfermagem como profissão I. Waldrigues, Maria Caroline. II. Zacarkim, Vitor Mocelin. III. Título.

23-151877   CDD-610.73023

Índices para catálogo sistemático:
1. Enfermagem como profissão   610.73023

Eliane de Freitas Leite – Bibliotecária – CRB 8/8415

1ª edição, 2023.
Foi feito o depósito legal.

Informamos que é de inteira responsabilidade dos autores a emissão de conceitos.

Nenhuma parte desta publicação poderá ser reproduzida por qualquer meio ou forma sem a prévia autorização da Editora InterSaberes.

A violação dos direitos autorais é crime estabelecido na Lei n. 9.610/1998 e punido pelo art. 184 do Código Penal.

Sumário

7 *Apresentação*

Capítulo 1
11 **Enfermagem: aspectos históricos da profissão**
14 1.1 Aspectos históricos e origens da enfermagem
23 1.2 História da enfermagem entre 1820 e 1910
30 1.3 História da enfermagem entre 1923 e 1929
34 1.4 História da enfermagem entre 1930 e 1960
38 1.5 História da enfermagem a partir de 1960 até os dias atuais

Capítulo 2
45 **Enfermagem: aspectos legais da profissão**
47 2.1 Base legal para exercer a enfermagem
53 2.2 Responsabilidade legal do enfermeiro
57 2.3 Organizações internacionais de saúde e de enfermagem
63 2.4 Organizações nacionais de enfermagem
68 2.5 Enfermagem: qual é a perspectiva?

Capítulo 3
77 **Legislação em enfermagem**
79 3.1 A sociedade e a lei
85 3.2 Exercício da enfermagem e normas penais e éticas
90 3.3 Leis, decretos e resoluções para o exercício da enfermagem
92 3.4 Códigos de ética de enfermagem e Resolução n. 564/2017
97 3.5 Desafios ético-legais e profissionais na enfermagem

Capítulo 4
105   Moral, ética e bioética em saúde e enfermagem
108   4.1 Moral, ética e sociedade
111   4.2 Bioética e seus princípios históricos
115   4.3 Princípios da bioética aplicados à enfermagem
119   4.4 Ética e bioética no cuidar em enfermagem
121   4.5 Dilemas bioéticos em saúde e enfermagem

Capítulo 5
127   Bases legais e regulamentadoras da bioética em enfermagem
129   5.1 Responsabilidade profissional e deontologia aplicada à enfermagem
132   5.2 Conselho Federal e Conselhos Regionais de Enfermagem
136   5.3 Código de Ética dos Profissionais de Enfermagem
140   5.4 Infrações éticas, imperícia, imprudência e negligência em enfermagem
145   5.5 Pesquisas com seres humanos: implicações éticas para a enfermagem

Capítulo 6
151   Áreas de atuação profissional na enfermagem
154   6.1 Enfermeiro como profissional liberal
159   6.2 *Marketing* pessoal e liderança
163   6.3 Anotações de enfermagem no exercício profissional
166   6.4 Exercício da enfermagem em centro cirúrgico, transplante de órgãos e tecidos, unidade de terapia intensiva e unidade obstétrica e neonatal
175   6.5 Exercício da enfermagem em saúde mental e psiquiátrica, cuidados paliativos, assistência ao idoso e *home care*

183   *Considerações finais*
185   *Referências*
201   *Sobre os autores*

Apresentação

Desde sua origem, a enfermagem é a profissão da área da saúde mais conectada ao cuidado humano. Na Antiguidade, a assistência ao enfermo era executada por leigos e de forma empírica; todavia, ao longo do desenvolvimento histórico, esse cuidado agregou bases científicas e novas tecnologias, subsidiando a enfermagem que conhecemos hoje.

Atualmente, a enfermagem constitui-se na maior força de trabalho operante em saúde. É a principal profissão responsável pela prevenção de doenças e pela promoção e recuperação da saúde do indivíduo, da família e da comunidade. Nesse sentido, o enfermeiro é o profissional que atua com competência técnica, científica e humanizada, devidamente pautado nos aspectos éticos e legais da profissão, capaz de fornecer cuidados de baixa, média e alta complexidade nas diferentes áreas de saúde que necessitam de cuidados aos seres humanos.

O Capítulo 1 desta obra trata das origens da enfermagem e das pessoas que foram pioneiras e grandes ícones da enfermagem no Brasil e no mundo. De modo especial, enfocamos a atuação de Florence Nightingale, enfermeira considerada a patrona da enfermagem moderna e também um dos principais nomes da enfermagem brasileira. Também apresentamos a evolução histórica da profissão.

O Capítulo 2 destaca a importância do conhecimento das bases legais para o desempenho profissional seguro. Logo, abordamos os aspectos legais que regem a profissão de enfermagem: legislações vigentes, organismos que atuam no campo da enfermagem e perspectivas para a profissão, com destaque para a história e o conhecimento da legislação, a responsabilidade legal do enfermeiro e a responsabilidade penal no exercício da enfermagem, bem como as organizações nacionais e internacionais de saúde e de enfermagem. Por fim, analisamos as dificuldades e perspectivas da profissão.

O Capítulo 3 continua na seara da lei, discutindo a hierarquia das normas penais e éticas e das leis, decretos e resoluções para o exercício da profissão. Examinamos a evolução da sociedade e das leis, com ênfase nas normas gerais brasileiras que norteiam o exercício da enfermagem, e, em especial, a evolução dos códigos de ética de enfermagem, com os desafios e dilemas ético-legais enfrentados na profissão.

O Capítulo 4 aborda o processo evolutivo e histórico aplicado à ética e à bioética. Nessa esteira, enfocamos os conceitos e princípios de moral, ética e sociedade. Analisamos a ética e a bioética no cuidar em enfermagem e os dilemas bioéticos em saúde e enfermagem.

O Capítulo 5 aborda primeiramente a responsabilidade profissional e a deontologia aplicada à enfermagem e, em seguida, apresenta os órgãos que regulam e fiscalizam o exercício da enfermagem no Brasil: o Conselho Federal e os Conselhos Regionais de Enfermagem. Também discutimos as infrações éticas, a imperícia, a imprudência e a negligência em enfermagem, bem como alguns pontos importantes do Código de Ética dos Profissionais de Enfermagem (Cepe) e as respectivas penalidades.

Para encerrarmos esta obra, o Capítulo 6 descreve algumas áreas de atuação do enfermeiro, entre as 60 áreas existentes. Temos como foco os seguintes aspectos: enfermeiro como profissional liberal; *marketing* pessoal e liderança; anotações de enfermagem no exercício profissional; exercício da enfermagem: centro cirúrgico, transplante de órgãos e tecidos, unidade de terapia intensiva, unidade obstétrica e neonatal, saúde mental e psiquiátrica, cuidados paliativos, assistência ao idoso e *home care*.

Portanto, esperamos proporcionar ao leitor um aprofundamento a respeito da profissão, com o intuito de cunhar uma reflexão necessária sobre a prática profissional dos enfermeiros nas diversas dimensões do processo de trabalho, sobre sua responsabilização legal e ética e sobre o comprometimento com o indivíduo, a família e a coletividade.

Boa leitura!

Capítulo 1
Enfermagem: aspectos históricos da profissão

Cristiano Caveião

É com grande satisfação que iniciamos nossos estudos sobre esta grandiosa profissão que é a enfermagem. Nossa caminhada será instigante e muito motivadora para que, juntos, possamos refletir sobre as origens da enfermagem.

Também teremos como foco as pessoas pioneiras e grandes ícones da profissão no Brasil e no mundo. A história da enfermagem é viva e precisa ser transmitida a todas as gerações de profissionais.

Trataremos da patrona da enfermagem moderna, Florence Nightingale, que fundamenta um olhar mais detido aos precursores da enfermagem. Esse estudo trará uma valorosa contribuição para que possam ser realizadas conexões a fim de possibilitar a compreensão de determinados acontecimentos e dos principais movimentos da profissão.

O processo histórico do profissional de enfermagem é amplo, por isso vamos dividi-lo em períodos, como indica a figura a seguir.

Figura 1.1 – Períodos históricos da enfermagem

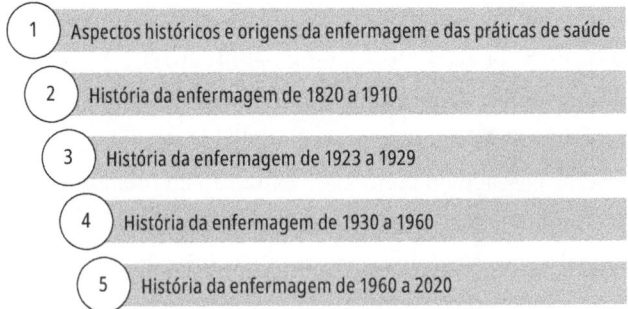

Antes de iniciarmos, deixaremos uma indagação para que você possa refletir: O que motivou Florence Nightingale a atuar com o cuidado ao próximo?

1.1 Aspectos históricos e origens da enfermagem

A história é uma ciência que permite entendermos o presente ao visitarmos o passado, observando a construção, a constituição e o desenrolar dos fatos. A história do processo de saúde-doença tem origem quando os corpos dos seres humanos, as coisas e os demais seres que os cercam passaram a provocar alterações nos sistemas corporais. Cada pessoa, conforme suas necessidades, aprendeu técnicas para combater as alterações dos "males do corpo" utilizando os recursos disponíveis no momento, sempre pautada em suas próprias experiências (Padilha et al., 2020).

Podemos citar uma situação clássica: a mãe que atende seu bebê enfermo e dedica mil cuidados para socorrê-lo. Nesse sentido, podemos dizer que ela é a primeira enfermeira da humanidade. Contudo, trata-se de uma visão carregada de simbolismos acerca do papel da mulher na sociedade e sobrecarregada de juízos de valor sobre seus significados. Assim, a enfermagem relaciona-se com a evolução dos cuidados maternais, porém não podemos ligá-la apenas a isso, pois o cuidado conecta-se à existência da vida (Padilha et al., 2020; Oguisso, 2014, 2019).

Outro ponto de destaque é a medicina empírica. Os povos antigos tinham a seu dispor uma medicina de "magos", em que a cura era baseada no método de expulsão do "demônio", e uma medicina que evoluiu gradativamente pelas mãos dos médicos, principalmente na civilização grega (Padilha et al., 2020).

Logo, quando consideramos a Pré-História e a Antiguidade, podemos afirmar que a humanidade evoluiu significativamente. Houve a domesticação de cães, suínos, caprinos e bovinos, além da fixação dos parasitas (ratos, pulgas, mosquitos e micro-organismos, como *Enterobius vermicularis* e *Pediculus humanus*) aos grupos humanos (Funari; Noelli, 2002). Na Pré-História, houve também a necessidade de produção e guarda de alimentos; a produção de ferramentas e utensílios; as práticas comerciais; o surgimento da roda e do arado; a utilização de animais para auxiliar na agricultura, entre outros eventos. Desse modo, as práticas do cuidado passaram a se relacionar com a necessidade de sobrevivência (Padilha et al., 2020).

Ao homem era relegado o exercício das funções patriarcais e às mulheres, a habilidade psicomotora na prática do cuidar das crianças, dos velhos e dos doentes, para que pudessem ser garantidas a sua sobrevivência e a do seu clã (Oguisso, 2014). O cuidado era instintivo e de caráter observacional, com a observação de como os animais se cuidavam entre si, fazendo com que o homem passasse a conscientizar-se de que a doença acontece por influência do ambiente, por meio de forças sobrenaturais.

O estudo do período que vai da Pré-História à Idade Antiga pode ser aprofundado por meio dos filmes relacionados no quadro a seguir.

Quadro 1.1 – Filmes que abordam a Pré-História e Idade Antiga

Filme	Ano	Gênero	Duração
A guerra do fogo	1983	Aventura, drama	100 minutos
Gladiador	2000	Épico, aventura	155 minutos
Troia	2004	Aventura	162 minutos
Pompeia	2014	Ação, aventura	104 minutos
Apocalypto	2016	Aventura	139 minutos

Já na Idade Média se observa maior amplitude da enfermagem no que se refere ao cuidado e aos cuidadores, com a disseminação das práticas de saúde. Esse período foi obscuro, somente registrado por fatos e acontecimentos marcantes. Nas Cruzadas, por exemplo, as mulheres, além de lutar, prestavam cuidados aos combatentes feridos e forneciam água (Pernoud, 1993).

> *Cuidado em saúde* significa dar atenção, respeitar, tratar, acolher o ser humano. Faz parte da dimensão da integralidade, que permeia todas as práticas de saúde.

Nessa época, pela existência de lutas relacionadas à retomada de Jerusalém, com o alto índice de soldados feridos e a ausência de precauções sanitárias, a Igreja preocupou-se com a criação de hospitais, nos quais o cuidado foi prestado por monges militares e cavaleiros feudais (Jamieson; Sewall; Suhrie, 1968). Durante aproximadamente metade desse período, o cuidado de enfermagem era realizado por pessoas do sexo masculino, o que fez com que surgissem muitas ordens masculinas, como Irmãos de Santo Antônio e Irmãos do Espírito Santo. No entanto, com o passar do tempo, as mulheres também passaram a realizar esse tipo de cuidado (Padilha et al., 2020).

As mulheres eram escolhidas pelo clero e ordenadas pelo bispo. Utilizavam vestimenta normal, residiam em suas casas e tinham riquezas herdadas. Esses cuidados consistiam, principalmente, em cobrir pacientes, dispor pedras quentes em seu abdome, colocar sal e vinagre nos pés, aplicar compressa fria com água de rosas para reduzir a febre, ofertar leite com açúcar de violetas para melhorar a digestão e utilizar suco de romã para refrescar a boca (Padilha et al., 2020; Oguisso, 2014; Oguisso; Schmidt, 2019). Cabe destacar que esses cuidados não tinham orientação científica, eram baseados somente na prática vivenciada. O ato de cuidado era visto pelo cristianismo como caridade, o que perdurou por todo o período medieval, levando à criação de hospitais.

> O termo *hospital* passou a ser utilizado após determinação do Concílio de Aachen (816 d.C.). A construção de hospitais era obrigatória para os bispos em suas paróquias e para os abades em seus conventos. Desse modo, os hospitais tornaram-se instituições públicas administradas por leigos para a prestação da assistência social.

A Idade Moderna, por sua vez, foi um período de grande valorização comercial, com autonomia política e extremo poder da Igreja. Esse fato fez com que os religiosos saíssem dos hospitais e outras pessoas passassem a auxiliar nos cuidados, sem a posterior substituição por mão de obra qualificada para atuar na enfermagem (González, 1999). Com essa situação, muitos hospitais fecharam, e a falta de mão de obra ocasionou o recrutamento de pessoas sem instrução (principalmente mulheres), de baixa renda social, de duvidosa moralidade, bêbadas, analfabetas, que foram denominadas *enfermeiras* – é a famosa fase da **laicização** da enfermagem. Tais mulheres tinham extensas jornadas de trabalho em condições insalubres (Koerich et al., 2015). Assim, esses fatos provocaram uma grave crise para a enfermagem (Padilha et al., 2020).

Ainda nessa fase, muitos avanços ocorreram para trazer também a cientificidade: invenção de instrumentos cirúrgicos, implantes dentários, cirurgias, homeostasia, entre outros (Padilha et al., 2020). Paralelamente, surgiram problemas de saúde (peste negra ou bubônica) que devastaram a população europeia (Franco Junior, 1993). Para atender aos problemas de saúde, houve uma evolução crescente de hospitais. Contudo, isso não contribuiu para a melhora das condições de salubridade desses locais, e a propagação de doenças infectocontagiosas permaneceu, agravando a situação. Cabe ressaltar que foi nessa fase que se passou a exigir a formação universitária para o exercício da medicina.

Nesse contexto, passaram a existir três tipos de assistência de saúde: uma destinada a nobres e ricos, oferecida pelos médicos graduados, os quais recebiam altos honorários e honrarias; outra para burgueses e artesãos, prestada por médicos e cirurgiões com formação técnica razoável; e um terceiro tipo de assistência que procedia da benevolência pública, praticada por curandeiros e barbeiros, prestada aos pobres (Geovanini et al., 2018).

Com essa evolução, foi preciso criar um estatuto para a profissão, organizando-a em dois níveis hierárquicos. De acordo com Geovanini et al. (2018), os níveis eram estes:

- **doutores em medicina e cirurgia**, aos quais cabia a iniciação à clínica, que exigia experiência e saber;
- **oficiais de saúde**, aos quais cabia a administração de cuidados básicos, que requeria menor preparo.

Dessa forma, diante dos fatos do período da Idade Moderna, a enfermagem tornou-se desprezível para as mulheres que pertenciam à alta classe, pois era vista como uma prática com precária moral, de características domésticas e totalmente sem vínculo com a Igreja (Geovanini et al., 2018). Com a Reforma Protestante, ampliou-se a decadência da enfermagem hospitalar (Geovanini et al., 2018; Dock; Stewart, 2008). Todas as terapêuticas utilizadas no período compreendiam rituais que misturavam conhecimentos empíricos praticados por pessoas leigas (Geovanini et al., 2018).

No Brasil colonial, a assistência aos doentes foi iniciada pelos religiosos e, depois, teve continuidade com voluntários e escravos nas Santas Casas de Misericórdia, que desenvolviam várias atividades sociais.

No quadro a seguir, podemos ver um resumo dos principais nomes da história da enfermagem no Brasil.

Quadro 1.2 – Principais nomes da enfermagem brasileira na Idade Moderna

Nome	Descrição
José de Anchieta	Padre que atuou na Santa Casa de Misericórdia do Rio de Janeiro.
Fabiano de Cristo	Padre franciscano que, durante quase 40 anos, exerceu a função de enfermeiro no Convento de Santo Antônio (RJ).
Francisca de Sande (primeira enfermeira do Brasil)	Viúva baiana que prestava serviços aos pobres e necessitados. Atuou nas epidemias que assolaram a população nordestina entre os anos de 1680 e 1694. Transformou sua casa em um hospital improvisado, fornecendo alimentação e medicamentos que ela própria manipulava, e fazia pagamento aos médicos que prestavam atendimento.

Fonte: Elaborado com base em Gomes; Almeida Filho; Baptista, 2005.

Finalizando esse ponto da história, partiremos para a Idade Contemporânea, na qual as questões filosóficas existenciais, o capitalismo, a ascensão de valores próprios e as descobertas da ciência na área da saúde contribuíram para melhorar as condições de saúde da população.

No Brasil, isso ocorreu com a chegada das Irmãs da Caridade, que passaram a assumir os serviços administrativos, de enfermagem e religiosos das instituições da Irmandade da Misericórdia. Houve, portanto, modificações nas normas e nos poderes, que passaram a ser denominados *econômicos* ou *administrativos, sanitários* e *religiosos* (Padilha et al., 2020).

Essa modificação na estrutura, decorrente das normas e dos poderes, também abrangeu aqueles que exerciam a enfermagem. Até então existia o enfermeiro-mor, que, em muitas situações, era o chefe imediato dos demais exercentes de enfermagem, o qual, entre outras atribuições, fazia a fiscalização e o controle da equipe, do material, das roupas, da higiene e da limpeza das enfermarias e do cumprimento da prescrição dos facultativos clínicos. Com essa alteração hierárquica, passou-se a adotar as denominações de primeiros e segundos enfermeiros e enfermeiras, com as mesmas atribuições, apenas diferindo o salário e as promoções (Padilha et al., 2020). Além do salário, havia também uma gratificação:

> Foi estabelecido, após o Regimento de 1852, um sistema de gratificação para todos os empregados da Santa Casa que cumprissem o seu dever de forma obediente e correta. A escolha daqueles que seriam beneficiados com o presente estava contida no "Livro de Assentamentos dos empregados", que ficava em cada setor do hospital, inclusive enfermarias e neste último era preenchido pelo Facultativo Clínico e pela Irmã de Caridade correspondente. Além da gratificação, por bons serviços também foi estabelecido o sistema de promoções de um cargo a outro. No ano de 1852, a questão da promoção de um Segundo Enfermeiro a Primeiro estava limitada a seis meses de bons serviços prestados nas enfermarias, sendo estes comprovados pelo Facultativo Clínico, Irmã Superiora das Irmãs de Caridade e Médico Diretor do Serviço Sanitário do hospital. Isto significa que todos os segundos enfermeiros poderiam ser promovidos a primeiro, se após o período estabelecido se mostrassem dignos desta função. Vale ressaltar que este sistema valia para todos os níveis, isto é, o empregado poderia ascender a pirâmide promocional

começando como doente, daí para servente ou quarteiro e, posteriormente, para segundo enfermeiro ou enfermeira, e por último para primeiro enfermeiro ou enfermeira. A cada nível o salário era diferenciado. (Padilha et al., 2020)

Além dos exercentes de enfermagem, existia outro grupo, o qual não se integrava em nenhuma categoria específica, mas repartia as atividades com os demais. Eram os escravos da misericórdia, fruto de doação, que forneciam mão de obra para os serviços da Santa Casa e que, como pagamento, recebiam moradia e tratamento gratuito no hospital (Padilha et al., 2020).

No período contemporâneo, há duas figuras importantes para o contexto da enfermagem brasileira: Anna Nery e Mary Seacole.

Anna Nery

Anna Nery nasceu em 1814, em Salvador (BA). De família de nível social elevado, casou-se, em 1838, com Isidoro Antonio Nery, quando passou a ser chamada de Anna Justina Ferreira Nery.

> Há variações na grafia do nome de Anna Nery (Ana Néri, Ana Néry e outras). Pela ausência de documentação comprobatória e considerando que em 1931 uma reforma ortográfica retirou as letras K, W e Y da língua portuguesa, empregamos nesta obra a grafia adotada pela Escola de Enfermagem Anna Nery.

Depois de ficar viúva, em 1844, foi para os campos de batalha da Guerra do Paraguai, em 1865. Trabalhou no hospital de Corrientes e posteriormente se deslocou para Salto, Humaitá e Assunção, no Paraguai, onde montou uma enfermaria-modelo com recursos de sua herança familiar. Por serviços prestados durante a guerra, recebeu o título de **Mãe dos Brasileiros**, conferido pelos soldados; foi homenageada com o diploma de sócia-honorária da Sociedade de Socorros, em Corrientes, e com o de sócia-instaladora da Sociedade de Beneficência Portuguesa, em Assunção, Paraguai (Cardoso; Miranda, 1999).

> **Para saber mais**
>
> Assista a este vídeo sobre a história de Anna Nery:
>
> QUANDO nasce uma heroína: a história de Anna Nery. Direção: Henrique Siqueira. Brasil: Cofen, 2020. 5 min. Disponível em: <http://biblioteca.cofen.gov.br/videos/historia-anna-nery/>. Acesso em: 27 fev. 2023.

Mary Seacole

Mary Jane Grant era conhecida como Mary Seacole ou Nightingale Negra. Nasceu em 1805 e foi uma personagem marcante na história da saúde e da enfermagem no mundo ocidental, mas acabou não recebendo o reconhecimento ou a divulgação de seu trabalho como outras enfermeiras de sua época. Atribui-se isso ao fato de ser mulher e negra em um contexto histórico no qual a escravidão não havia sido completamente abolida no cenário mundial e as raízes do racismo e do preconceito ainda eram profundas na sociedade (BBC, 2023; Melo; Gomes, 2011).

1.2 História da enfermagem entre 1820 e 1910

Não podemos descrever esse período sem mencionar Florence Nightingale. Nascida em Florença, na Itália, em 12 de maio de 1820, era de uma família inglesa rica e aristocrática (Seymer, [S.d.]). Seu pai era formado em educação superior, tinha amplo conhecimento em literatura, matemática, história natural, filosofia, artes e história geral, além de dominar diversos idiomas. Essa convivência com o pai e outros preceptores a ajudou a adquirir conhecimentos de história, matemática, ciências e de outros idiomas, como latim, grego, inglês, francês, alemão e italiano (Padilha et al., 2020; Karimi; Alavi, 2015). Nightingale tinha um grande interesse por política e pessoas, mas outra coisa chamava muito sua atenção: as instituições de caridade (Padilha et al., 2020).

> A Enfermagem é uma arte; e para realizá-la como arte, requer uma devoção tão exclusiva, um preparo tão rigoroso, quanto a obra de qualquer pintor ou escultor; pois o que é tratar da tela morta ou do frio mármore comparado ao tratar do corpo vivo, o templo do espírito de Deus? É uma das artes; poder-se-ia dizer, a mais bela das artes! (Nightingale, 1989)

Figura 1.2 – Florence Nightingale

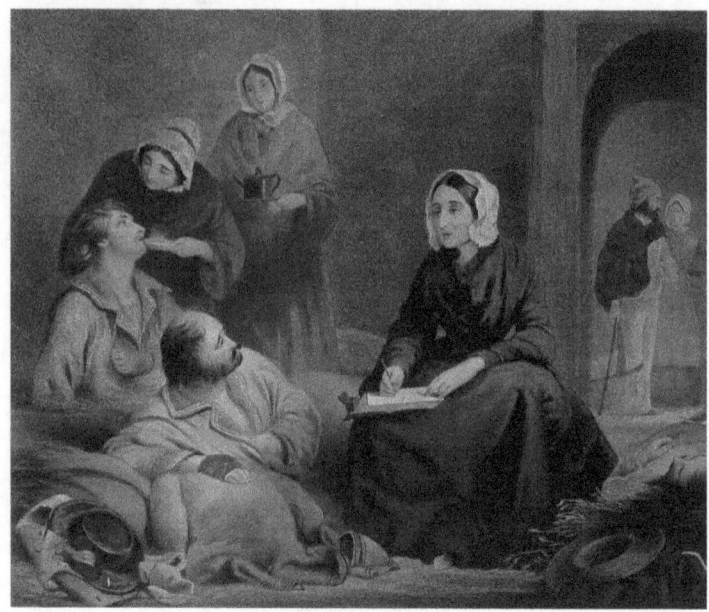

VINTER, J. A. **Florence Nightingale**. 1855. Litografia: color.

Em seu cotidiano, Nightingale costumava descrever as ações diárias e, com isso, percebeu sua natural inclinação para documentar as condições deficitárias de enfermarias em hospitais, assim como uma intensa necessidade de reorganizar e reestruturar os serviços de atendimento aos doentes, seguindo o modelo das Filhas da Caridade. Contudo, existia uma barreira social que a impedia, visto que os hospitais ingleses não eram considerados locais convenientes para moças de família, e as mulheres que cuidavam de doentes haviam sido, em sua maioria, recrutadas em prisões; eram analfabetas, tinham moral duvidosa e eram incapazes de transmitir qualquer tipo de ensinamento (Padilha et al., 2020; Oguisso, 2014).

A personalidade de Nightingale, representada pela imagem da Dama da Lâmpada, foi marcante para a saúde e a enfermagem no mundo ocidental. É um exemplo seu desejo em transformar e modificar as condições de saúde da sociedade no final do século XIX (Padilha et al., 2020).

> A lâmpada de Nightingale não era uma lamparina, e sim um candeeiro de óleo, algo usado para iluminar.

Figura 1.3 – A Dama da Lâmpada

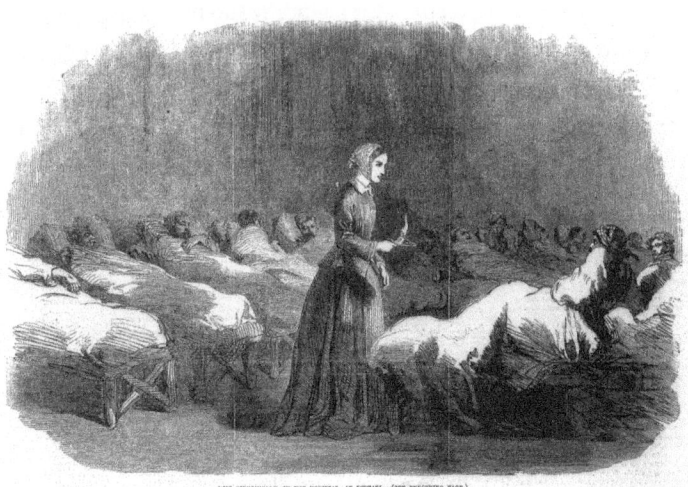

THE ILLUSTRATED LONDON NEWS. **Miss Nightingale, no hospital, em Uskudar**. 1855. Gravura em madeira.

A vida de Nightingale e seu deslumbrante legado como criadora da enfermagem moderna no mundo são pontos de extrema positividade, pois ela dedicou sua vida ao cuidado do outro, contribuindo, assim, para a profissionalização da enfermagem. Outro aspecto importante, e que perpassa a enfermagem, é seu grande conhecimento em estatística, administração, saúde pública, fisioterapia e espiritualidade (Padilha et al., 2020; Frello; Carraro, 2013).

Sua principal contribuição para a enfermagem teve maior destaque após o término da Guerra da Crimeia. No momento de guerra, ela poderia ter realizado qualquer outra atividade, ou até mesmo se aposentado, porém preferiu usar sua influência para criar programas educativos e campanhas. Cabe ressaltar a criação da primeira escola de enfermagem nos moldes da enfermagem moderna, o que fez com que essa área passasse a ser pautada na cientificidade e a ter o cuidado sistematizado no campo do conhecimento, trazendo a necessidade da educação formal (Padilha et al., 2020; McDonald, 2016).

Para uma melhor compreensão da trajetória histórica de Florence Nightingale, organizamos uma linha histórica em que é possível visualizar suas contribuições para a saúde e a enfermagem.

Figura 1.4 – Linha histórica da trajetória de Nightingale

- **1844** – Iniciou os estudos de filantropia. Médico Samuel Gridley Howe foi o propulsor.

- **1845** – Apresentou aos pais o desejo de frequentar a Enfermaria Salisbury para realizar um estágio.

- **1849** – Viagem ao Egito para reequilíbrio e felicidade, pois estava muito triste.

  Aproveitou a viagem para conhecer o trabalho assistencial e adminsitrativo que as irmãs realizavam.

  Do Egito foi para a Grécia, visitando os missionários americanos e o orfanato em que trabalhavam.

  No caminho, visitou, na Alemanha, o Instituto Diaconistas, de Theodor e Frederika Fliedner.

- **1851** – Venceu a resistência da família e foi para Kaiserswerth conhecer, no Instituto Diaconista, a enfermagem, o cuidado aos pobres e às crianças e o auxílio às mulheres presas e profissionais do sexo.

- **1853** – Retornando à Inglaterra, negociou com alguns amigos a superintendência de um pequeno hospital londrino, o Estabelecimento para Damas de Companhia durante a Enfermidade.

- **1854** – É declarada a Guerra da Crimeia. Nightingale **prontificou-se a ajudar na guerra e foi convidada para** levar um grupo de enfermeiras para trabalhar nos hospitais militares. Ela selecionou 10 irmãs católicas, 8 anglicanas, 6 enfermeiras da Saint John's House e outras 14 de diversos hospitais, totalizando 38 mulheres.

  Em 21 de outubro de 1854, foi nomeada superintendente do Female Nursing Establisment of the English General Hospitals, na Turquia. Foi a primeira mulher do país a ser servidora.

(continua)

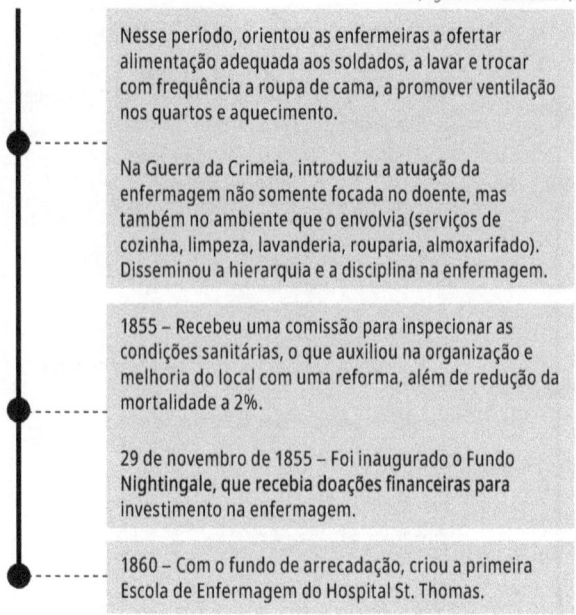

(Figura 1.4 – conclusão)

Após a guerra, Nightingale passou a ser uma figura popular. Seu trabalho no período da guerra teve um forte impacto, pois, além de reorganizar a enfermagem, salvou vidas (Oguisso, 2007, 2014). Ela criou, no Hospital St. Thomas, a Escola Nightingale, pois acreditava que lá era o local mais saudável. No dia 9 de julho de 1860, 15 candidatas matricularam-se nessa escola. Esse dia pode ser considerado a data de nascimento da enfermagem moderna no mundo (Seymer, [S.d.]). As bases que nortearam a criação da Escola Nightingale tiveram origem nas experiências anteriores à guerra da Crimeia, ou seja, na educação aristocrática de Nightingale. De acordo com Padilha et al. (2020), na formação havia:

- **Lady nurses**: realizavam funções intelectuais e podiam ser comparadas às senhoras da Confraria da Caridade. Eram

preparadas para as atividades de supervisão, direção e organização do trabalho em geral.
- **Nurses**: eram de nível socioeconômico inferior, se comparadas às irmãs de caridade. Vinham das aldeias, e seu preparo era focado na execução do trabalho manual, no cuidado direto, na obediência e na submissão.

O grande legado que Nightingale deixou para o mundo foi sua dedicação à causa dos doentes e feridos, a transformação que promoveu nos hospitais, com o intuito de priorizar a saúde dos pacientes e daqueles que lhes prestavam cuidados, e não a estética arquitetônica (Padilha et al., 2020; Oguisso, 2007). Foi a primeira enfermeira pesquisadora do mundo e sinalizou a importância de os enfermeiros se manter ligados a atividades políticas para conseguirem as transformações necessárias na realização de bons cuidados à saúde (Padilha et al., 2020).

O sistema nightingaleano de ensino difundiu-se rapidamente, e as enfermeiras formadas foram convidadas a atuar em domicílios e hospitais. Em 1862, William Rathbone construiu e equipou uma escola de treinamento na Royal Infirmary, em Liverpool, na qual se instruíram enfermeiras para a assistência domiciliar e hospitalar (Seymer, [S.d.]). Ásia, África, Canadá, Austrália, Nova Zelândia, América Latina, Argentina, Brasil, entre outros países e regiões, sofreram influência do sistema nightingaleano na implantação de seus sistemas de ensino de enfermagem.

No Brasil, as primeiras formações na área da enfermagem tinham como eixo os contextos sociocultural, político e sanitário do período de 1890 a 1923, no Rio de Janeiro e em São Paulo (Padilha et al., 2020).

Outro aspecto importante entre as contribuições de Nightingale foi a criação da teoria ambientalista, segundo a qual o cuidado do ser humano tem inter-relação com o meio ambiente. Em sua carreira, além das transformações para a saúde e a enfermagem, Nightingale escreveu cerca de 200 obras, entre livros, relatórios e panfletos.

Portanto, é fundamental refletir sobre as contribuições dessa mulher pioneira para a enfermagem e as razões pelas quais ela representa uma quebra de paradigma no contexto de sua época.

> **Para saber mais**
>
> Assista ao filme *História de Florence* (1985), um drama com duração de 140 minutos.
>
> HISTÓRIA de Florence. Direção: Darly Duke. EUA, 1985.

1.3 História da enfermagem entre 1923 e 1929

Na década de 1920, no Rio de Janeiro, havia uma série de problemas sociais em decorrência das condições sanitárias, por ser uma cidade de grande porte e sediar o maior porto do país. Não existiam estabelecimentos de saúde pública, somente as delegacias de saúde, para coordenar o trabalho de profissionais que faziam a inspeção sanitária de estabelecimentos e habitações, o controle de alimentos, as campanhas de vacinação, entre outras atividades (Padilha et al., 2020; Campos; Cohn; Brandão, 2016).

Nesse período, os seguintes fatos ensejaram a implementação de hospitais emergenciais e postos de atendimento:

- a reforma urbana realizada por Pereira Passos e pelo cientista Oswaldo Cruz;
- a recessão econômica no governo de Rodrigues Alves;
- a liderança de Carlos Chagas (após a morte de Oswaldo Cruz) na campanha de combate à tuberculose e à gripe espanhola.

Com isso, surgiu a formação de agentes voltados para as atividades de visitação domiciliar (Padilha et al., 2020). O principal foco de trabalho dos visitadores de saúde era instruir a população, a fim de que ela pudesse desenvolver a capacidade de controle da disseminação de doenças transmissíveis na comunidade (Campos; Cohn; Brandão, 2016).

1.3.1 Departamento Nacional de Saúde Pública e enfermeiras da Fundação Rockefeller

Com a reforma sanitária ocorrida entre 1920 e 1924, incrementou-se a atuação dos sanitaristas nas decisões de caráter político. Aliado a isso, teve início o programa de cooperação com a Fundação Rockefeller na capital federal e o conceito de *polícia sanitária* passou a ser substituído por *educação sanitária* (Padilha et al., 2020; Santos; Faria, 2003). A Fundação Rockefeller, no Brasil, tinha como objetivo a criação de serviços sanitários pautados nos padrões estadunidenses, com base em modelos criados e testados nas regiões mais pobres do sul dos Estados Unidos (Santos; Faria, 2003).

No contexto da reforma sanitária, acreditava-se que o Brasil se beneficiaria com a atuação de enfermeiras de saúde pública, como aconteceu nos Estados Unidos. Para isso, foram criados o Departamento Nacional de Saúde Pública (DNSP), um serviço de enfermeiras e uma escola de enfermeiras do DNSP (a primeira escola de enfermagem brasileira organizada e dirigida por enfermeiras). À enfermeira de saúde pública cabia a visita domiciliária, atividade que os médicos percebiam como pouco científica e inadequada à sua posição (Padilha et al., 2020).

Diante disso, Carlos Chagas solicitou à Fundação Rockefeller que organizasse um serviço de enfermagem no DNSP. Ethel Parsons chegou ao Brasil com essa missão e, ao realizar um diagnóstico situacional, constatou a ausência de padrões mínimos de formação. Desse modo, decidiu treinar as visitadoras, que deveriam ser substituídas por enfermeiras diplomadas assim que possível. Destacamos que o papel de Parsons no Brasil foi a inserção de uma nova categoria profissional na área da saúde, alicerçada em técnicas e valores sociais (Padilha et al., 2020).

Todos os processos de ensino das escolas de formação sanitária, quanto ao ensino ministrado aos futuros enfermeiros, eram da responsabilidade dos médicos, com a realização dos estágios em hospitais militares. À formação técnica na área da saúde estava associada a formação militar. Dessa maneira, o quadro de enfermeiros dos hospitais militares passou a ser composto exclusivamente por enfermeiros militares, habilitados em concurso. O posto era de enfermeiro de terceira classe (que correspondia ao terceiro-sargento), podendo chegar ao de primeira classe (primeiro-sargento) (Padilha et al., 2020).

1.3.2 Modelo de enfermagem anglo-americano no Rio de Janeiro

O modelo anglo-americano foi implantado na capital do Brasil em 1920. Com a criação da Escola de Enfermeiras do DNSP, as enfermeiras estadunidenses trouxeram para o país um modelo de enfermagem para ser agregado ao tradicional modelo Nightingale e outras características também (Santos; Barreira, 1998).

A Escola de Enfermeiras do DNSP era composta, em sua maioria, por enfermeiras, por isso havia interferência no exercício do poder pelos médicos (Santos; Barreira, 1998). O curso tinha duração de dois anos e quatro meses; mais tarde, passou para dois anos e oito meses, com carga horária de 48 horas semanais, excluídas as horas de instrução teórica e de estudos. Esse modelo era do ensino integrado à assistência, no qual as professoras, além da docência, atuavam como enfermeiras no hospital supervisionando as alunas. Para as melhores alunas, a Fundação Rockefeller ofertava bolsas de estudos para especialização nos Estados Unidos (Padilha et al., 2020).

Em 1926, a Escola de Enfermeiras do DNSP passou a chamar-se Escola de Enfermeiras Dona Anna Nery (Santos; Barreira, 1998). O ensino era rígido, baseado no militarismo, e as falhas eram punidas com rigor, podendo haver o desligamento da aluna da escola. As avaliações consistiam em provas escritas, provas orais com banca examinadora e provas práticas no campo de estágio, com avaliação de assiduidade, pontualidade, procedimentos técnicos e aparência pessoal (Padilha et al., 2020). O uniforme era representado pela touca, que tinha valor simbólico, relacionado à mística da enfermagem como valor universal (Padilha et al., 2020; Santos; Barreira, 1998). Em 12 de agosto de 1926, ocorreu a primeira reunião da Associação Nacional de Enfermeiras Diplomadas (Aned), hoje a Associação Brasileira de Enfermagem (Aben). Em 1929, as enfermeiras vinculadas à Aned passaram a ser filiadas ao International Council of Nurses (ICN) (Carvalho, 2002).

Logo após a diplomação, as enfermeiras passaram a ser integradas ao projeto sanitário, atuando como enfermeiras visitadoras e ingressando no serviço público (Padilha et al., 2020).

1.4 História da enfermagem entre 1930 e 1960

No período de 1930 a 1960, com as transformações mundiais, aconteceram também transformações na saúde e na enfermagem brasileiras. Ocorreram alterações na política de saúde, com a implantação de novas estruturas organizacionais, como o Ministério da Educação e Saúde. Desse modo, houve a divisão do Estado em dois ramos de atuação na saúde, que organizavam o futuro da doença no Brasil: um de caráter **preventivo** (campanhas de vacinação) e outro de caráter **curativo** (assistência médica e previdência social) (Padilha et al., 2020).

Alguns fatores decorrentes da política impulsionaram as modificações na saúde e na enfermagem, como a Segunda Guerra Mundial (1939-1945), a Guerra Fria (1945-1991) e a criação, em 26 de junho de 1945, da Organização das Nações Unidas (ONU) (Padilha et al., 2020). A ONU, na época, objetivava o estabelecimento da paz por meio da melhoria das condições sociais e econômicas (Jadoski et al., 2017).

Notoriamente, nessas três décadas que estamos analisando, aconteceram avanços científicos e tecnológicos, proporcionando à população novas possibilidades de acesso aos avanços da ciência (Padilha et al., 2020). A esse respeito, vejamos o quadro a seguir.

Quadro 1.3 – Avanços científicos e tecnológicos no período de 1930 a 1960

1932	Detecção dos nêutrons por Chadwick e produção dos primeiros corpos radioativos artificiais pelos cientistas franceses Fréderic e Irène Joliot-Curie
1936	Definição do método diagnóstico radiográfico pelo brasileiro Manoel de Abreu
1938	Invenção do *nylon* e da primeira máquina eletrônica
1939	Invenção do radar
1940	Produção sintética de medicamentos no Brasil
1944	Descoberta da estreptomicina
1945	Programa experimental de telefonia móvel
1950	Transmissão de imagens televisivas por emissoras e retomada dos estudos da pílula anticoncepcional oral
1960	Descoberta do raio *laser*

Fonte: Elaborado com base em Padilha et al., 2020.

No período de 1930 a 1945 (Governo Vargas), houve avanços de base infraestrutural, com a criação do Ministério da Educação e Saúde Pública (Abrão et al., 2016). Essa fase propiciou o reconhecimento da Escola de Enfermagem Anna Nery como escola-padrão, que se tornou base para todas as novas escolas que fossem criadas. Após 1932, vários decretos-lei deram amparo legal à categoria da enfermagem, considerando-se que a maior parte da força de trabalho ainda não era diplomada. Com a implantação do Ministério da Educação e Saúde, em 1937, o governo assumiu a formação e o preparo de profissionais para atuação na saúde pública (médicos e visitadoras sanitárias) (Padilha et al., 2020).

Com base no Decreto-Lei n. 590, de 3 de agosto de 1938, as enfermeiras do DNSP iniciaram a organização dos serviços estaduais de saúde pública, com a implementação de cursos de visitadoras para os quadros de enfermagem dos estados (Barreira, 1992). O primeiro concurso para enfermeira do Departamento Administrativo do Serviço Público (Dasp) – criado com base no decreto-lei citado anteriormente – aconteceu em 1941; contudo, a Aben foi contrária à realização de tal concurso, pois a seleção fazia referência aos práticos, e não às enfermeiras diplomadas (Brasileiro; Sanna, 2015).

Com o Decreto n. 2.956, de 10 de agosto de 1938, foi instituído o Dia do Enfermeiro, celebrado em 12 de maio, uma homenagem a Florence Nightingale, que nasceu em 12 de maio de 1820. No Brasil, em 20 de maio se comemora o Dia Nacional dos Técnicos e Auxiliares de Enfermagem, em memória ao falecimento de Anna Nery, ocorrido em 20 de maio de 1880, também como forma de homenageá-la (Germano, 2010).

As enfermeiras formadas entre 1940 e 1950 atuaram nos hospitais públicos de caráter educacional, diferentemente das formadas entre 1920 e 1930, que atuaram na saúde pública (Padilha et al., 2020). Com essa ampla expansão, em 1940, as enfermeiras solicitaram ao Ministério do Trabalho seu enquadramento como profissionais liberais e a criação de um sindicato próprio (Padilha et al., 2020; Padilha; Bellaguarda; Costa, 2019).

Em 1945, foi regulamentada a jornada de oito horas diárias para as enfermeiras. No entanto, havia ainda muita dificuldade em recursos humanos para atender as 24 horas dos hospitais, visto que o número de enfermeiras e auxiliares de enfermagem era reduzido. As enfermeiras se concentravam na supervisão e na formação de novos auxiliares, e os cuidados eram relegados aos outros profissionais da equipe (Padilha et al., 2020; Germano, 2010). Nesse mesmo ano, foi concedida a habilitação para os práticos de enfermagem pelo Serviço Nacional de Fiscalização da Medicina (Brasil, 1974). Logo a seguir, o Decreto-Lei n. 8.778, de

22 de janeiro de 1946, regulamentou os exames de habilitação para práticos de enfermagem, parteiras práticas e aqueles que tivessem mais de dois anos de exercício profissional em estabelecimentos hospitalares (Brasil, 1974).

Os cuidados de enfermagem realizados até a década de 1950 eram extremamente funcionais, surgindo a necessidade de organizar os princípios científicos para nortear a prática com fundamentação teórica. Ainda nesse período, ocorreu o lançamento de estatuto sobre o dimensionamento da enfermagem para as diferentes unidades de internação (Padilha et al., 2020).

Entre 1952 e 1955, a Aben e os sindicatos dos enfermeiros e empregados em hospitais e casas de saúde apresentaram um projeto de lei para regulamentar a profissão. Com isso, a Lei n. 2.604, de 17 de setembro de 1955, determinou as atribuições de cada uma das categorias (Padilha et al., 2020; Brasil, 1955).

Durante o período de 1930 a 1960, a enfermagem foi marcada por uma grande evolução e contribuição para o avanço da profissão. O ensino de enfermagem foi consolidado com a Lei n. 775, de 6 de agosto de 1949, com enfoque no ensino das ciências físicas e biológicas e nas disciplinas profissionalizantes. Essa mesma lei oficializou a formação de auxiliares (Germano, 2010). Em 14 de novembro de 1949, o Decreto n. 27.426 dispôs sobre o currículo dos cursos e as condições de preparação de enfermeiros e determinou que os cursos deveriam ter duração mínima de quatro anos (Brasil, 1974). Nesse mesmo período, instituiu-se também a especialização em enfermagem.

O avanço na enfermagem não parou por aí. Sigamos em nossa linha do tempo.

1.5 História da enfermagem a partir de 1960 até os dias atuais

A partir de 1960, a enfermagem teve um forte avanço por conta da expansão dos hospitais no país. Nessa fase, surgiu a necessidade de maior capacitação, o que se tornou a mola propulsora para efetivar a profissão como de nível superior e, ainda, fomentada pela pós-graduação. Dessa forma, ocorreu, em 1986, a promulgação da lei do exercício profissional (ainda vigente) (Padilha et al., 2020; Carvalho; Martins; Cordoni Junior, 2001; Silva, 1986).

O avanço tecnológico e as complexidades no setor da saúde decorrentes da Segunda Guerra Mundial, bem como a redução dos serviços de saúde pelo alto custo de acesso e manutenção, ocasionou um movimento para a reforma sanitária (Blainey, 2009; Carvalho; Martins; Cordoni Junior, 2001). Paralelamente à necessidade de novas tecnologias para o combate às epidemias (malária, tuberculose, poliomielite e varíola), foram desenvolvidas técnicas cirúrgicas e de transplante de órgãos, estudos do DNA e pesquisas oncológicas, bem como foram criados a pílula contraceptiva, o *laser*, o bebê de proveta (Porter, 2001), a técnica de reanimação cardiopulmonar (1959), a técnica de respiração boca a boca (1961) e o desfibrilador (1962) (Fairman; Lynaugh, 1998). Assim, as práticas de saúde passaram a incorporar as inovações tecnológicas na operacionalização das atividades nos hospitais, incluindo, ao final da década de 1970, a criação das unidades de terapia intensiva (UTIs).

Portanto, todos esses avanços fizeram com que a enfermagem precisasse de capacitação para o desenvolvimento do trabalho com segurança, começasse a explorar novos temas (terapia intensiva, ventilação artificial, monitorização eletrocardiográfica) e passasse a fazer parte de uma equipe multiprofissional de saúde (Lino; Silva, 2001).

Em 1974, a profissão de enfermagem era a que menos crescia na área da saúde; havia falta de profissionais (pessoal docente, da assistência e administrativo) e deficiência de estrutura física, equipamentos e laboratórios de enfermagem. A literatura na enfermagem era escassa, existiam poucos cursos de pós-graduação e, ainda, havia limitações na formação e no aperfeiçoamento de docentes (Cunha, 1977). Dessa maneira, foi preciso aumentar o quantitativo de profissionais de enfermagem e, então, deu-se a criação do curso técnico de enfermagem em 1966, na Escola de Enfermagem Anna Nery. Surgiram também novos cursos de graduação nas universidades federais.

Para melhorar a fiscalização e a disciplina do exercício profissional do enfermeiro e de outras categorias, foram criados o Conselho Federal de Enfermagem (Cofen) e os Conselhos Regionais de Enfermagem (Corens), por meio da Lei n. 5.905, de 12 de julho de 1973 (Brasil, 1973).

Com isso, todas as ações de enfermagem deveriam estar embasadas em uma teoria científica. A teoria de enfermagem de Wanda de Aguiar Horta, de 1970, ensejou a publicação da Lei n. 7.498, de 25 de junho de 1986, que regulamentou a prescrição e a consulta de enfermagem como atribuições exclusivas do enfermeiro (Brasil, 1986). Nessa lei, apresentam-se as categorias da enfermagem – enfermeiro, técnico, auxiliar e parteira – como agentes da enfermagem, com definição das atribuições específicas de cada categoria.

> Existem diversas teorias de enfermagem. A teoria de Horta (1970) é fundamentada na teoria das necessidades humanas

> básicas, de Maslow, sob a classificação de João Mohana, e propõe uma metodologia chamada de *processo de enfermagem*.

Dessa forma, os currículos para a formação do enfermeiro precisariam seguir padrões mínimos, descritos pelo Parecer n. 271, de 19 de setembro de 1962, o que ocasionou uma mudança no currículo de enfermagem, que passou a ter enfoque nas clínicas especializadas de caráter curativo, ou seja, o ensino de enfermagem voltou-se para a área hospitalar (Faustino; Egry, 2002).

Alguns anos depois, com as muitas reivindicações dos profissionais de enfermagem e com a reforma universitária (Lei n. 5.540/1968), foi desenvolvido um novo currículo mínimo para os cursos de enfermagem, formalizado pelo Parecer CFE n. 163, de 28 de janeiro de 1972, e pela Resolução CFE n. 4, de 14 de julho de 1972, os quais dispunham, respectivamente, sobre a nova estrutura curricular dos cursos de enfermagem e sobre a formação profissional do enfermeiro. Nessa nova estrutura, havia conteúdo das ciências básicas, disciplinas profissionais e habilitações específicas – Enfermagem de Saúde Pública, Enfermagem Obstétrica e Enfermagem Médico-Cirúrgica, incluindo a licenciatura em Enfermagem (Vale; Fernandes, 2006). Essa formação era generalista, para que o profissional pudesse especializar-se posteriormente.

A reforma universitária fez com que a enfermagem dividisse os profissionais em enfermeiros docentes e enfermeiros assistenciais, com o exercício de atividades específicas e distintas. Assim, os docentes passaram a estudar a fundamentação científica para todas as ações de enfermagem – assumindo tarefas comunitárias, redigindo artigos para publicação científica, fazendo conferências, realizando pesquisas – a partir de então bastante valorizadas (Cietto; Pereira, 1981).

Outro ponto importante foi a criação de cursos de nível intermediário entre enfermeiros e auxiliares na década de 1960. As primeiras escolas técnicas foram criadas em Pernambuco, na Guanabara, em Goiás e no Paraná. O Conselho Federal de Educação, em 1977, instituiu os cursos de técnico e auxiliar de enfermagem como habilitação e, assim, tornou-se necessária a conclusão do curso ginasial (Lombardi; Campos, 2018).

A década de 1980 representou um grande marco para a história da enfermagem, com a criação, pelo Ministério da Educação e Cultura, do Programa de Integração Docente Assistencial (Brasil, 1981). Atrelado a isso, houve a criação e a abertura do Programa Interunidades de Doutoramento em Enfermagem, da Escola de Enfermagem de Ribeirão Preto da Universidade de São Paulo (USP), credenciado pelo Conselho Federal de Educação em 1986 (Almeida et al., 2002).

Outros avanços na formação marcaram a trajetória da profissão, como o Parecer n. 314, de 6 de abril de 1994, do então Conselho Federal de Educação, homologado pela Portaria n. 1.721, de 15 de dezembro de 1994, do Ministério da Educação, quando o currículo passou a ser de quatro anos (ou oito semestres) letivos, no máximo de seis anos (ou doze semestres), com carga horária de 3.500 horas-aula. O conteúdo estudado na época era: bases biológicas e sociais da enfermagem; fundamentos de enfermagem; assistência de enfermagem; administração em enfermagem (Teixeira et al., 2006; Brasil, 2001b).

Em 2001, foi aprovada a Resolução CNE/CES n. 3, de 7 de novembro (Brasil, 2001b), que definiu as Diretrizes Curriculares Nacionais para o Curso de Graduação em Enfermagem. Em 2007, por meio do Parecer CNE/CES n. 33, de 1º de fevereiro, aconteceu a consulta para a inclusão da carga horária do estágio curricular supervisionado na carga horária total do curso (Brasil, 2007).

Tais definições resultaram de propostas que emergiram da mobilização dos enfermeiros, por meio de sua associação de classe, das entidades educacionais e dos setores da sociedade civil interessados em promover mudanças na formação na área da saúde.

Essa mobilização tradicional na história da enfermagem, além das modificações e do fortalecimento constante na formação, promoveu a conquista, por exemplo, do piso salarial para os profissionais de enfermagem, por meio da Lei n. 14.434, de 4 de agosto de 2022 (Brasil, 2022).

A história da profissão é muito ampla e requer aprofundamento e conhecimento de vários fatores que envolvem os contextos econômico, político e social. A enfermagem hoje é forte e estabelecida no quesito pesquisa; nos cenários nacional e internacional, encontra-se inserida em todos os programas de saúde do Ministério da Saúde. Cada vez mais os profissionais são requeridos para a atuação nos setores da saúde, de gestão, industrial, de pesquisa e do comércio em todo o globo terrestre.

Na prática

Em cada região de nosso país, tivemos ilustres profissionais que foram referência em municípios e estados para a propulsão e a história da enfermagem. Pesquise quem foi esse profissional de enfermagem na região em que você mora e como ele se tornou um ícone para a história local e regional.

Síntese

Neste primeiro capítulo, vimos que o exercício da enfermagem como profissão inicialmente era pautado em ações dedutivas, baseadas no serviço de cuidado prestado. A enfermagem, portanto, envolvia somente o atendimento às necessidades físicas, a administração de alguns medicamentos, a realização de curativos e cuidados com higiene. Alguns personagens tiveram grande destaque na área, como José de Anchieta, Fabiano de Cristo, Francisca de Sande, Anna Nery, Mary Seacole e Florence Nightingale. Todos impulsionaram, cada qual em sua época, o avanço na área para que pudéssemos chegar ao estágio atual da profissão.

A trajetória histórica da enfermagem, no âmbito da formação dos recursos humanos, passou por diversas transformações, para que cada vez mais os profissionais pudessem acompanhar a evolução das necessidades do cuidado humano, seguindo todas as tendências tecnológicas. Não podemos limitar e considerar estanques essas modificações no processo de formação, pois já avançamos fortemente com a tecnologia no ensino e, com certeza, haverá modificações futuras no processo de ensino da enfermagem.

É possível destacar que a profissão de enfermagem e a saúde, de modo universal, acabam acompanhando a evolução dos recursos tecnológicos e computacionais para geração e utilização da informação, favorecendo o aprimoramento de ações voltadas ao atendimento da população.

Capítulo 2
Enfermagem: aspectos legais da profissão

Maria Caroline Waldrigues

Se você já atua na área de enfermagem ou está vendo a possibilidade de ingresso na formação, deve observar que a questão legal é muito importante no exercício da profissão. Conhecer as prerrogativas legais que tangem o exercício profissional é condição essencial para seguir ou se atualizar em sua atividade.

Neste capítulo, trataremos dos aspectos legais que regem a profissão de enfermagem: legislações vigentes, organismos que atuam no campo da enfermagem e perspectivas para a profissão.

2.1 Base legal para exercer a enfermagem

No Brasil, as profissões estão norteadas pelo art. 5º, inciso XIII, da Constituição Federal: "é livre o exercício de qualquer trabalho, ofício ou profissão, atendidas as qualificações profissionais que a lei estabelecer" (Brasil, 1988). Ou seja, é necessário que o profissional de enfermagem seja qualificado para o desempenho de suas atribuições, e essa qualificação está pautada na legislação.

Assim, é preciso ficar bem claro que é vedado exercer a profissão de enfermagem, de qualquer nível (auxiliar, técnico ou bacharel), sem a devida formação.

Para melhorar a compreensão da legislação relacionada a essa profissão, primeiramente veremos a história das leis pertinentes à área.

2.1.1 História da legislação

A sociedade que conhecemos é organizada por um sistema de normas e regras que possibilitam o convívio social harmonioso. A mais antiga forma de codificação de que se tem conhecimento é o Código de Hamurabi (século XVIII a.C.), encontrado na região da Babilônia (Bastos, 2019).

A evolução do direito no Brasil tem início com o processo de colonização pelos portugueses. Portanto, no princípio, as normas não eram propriamente brasileiras, de modo que a primeira Constituição do país foi promulgada somente em 1824 (Bastos, 2019).

A legislação em enfermagem também evoluiu com o passar do tempo. Vejamos a figura a seguir.

Figura 2.1 – Evolução da legislação em enfermagem

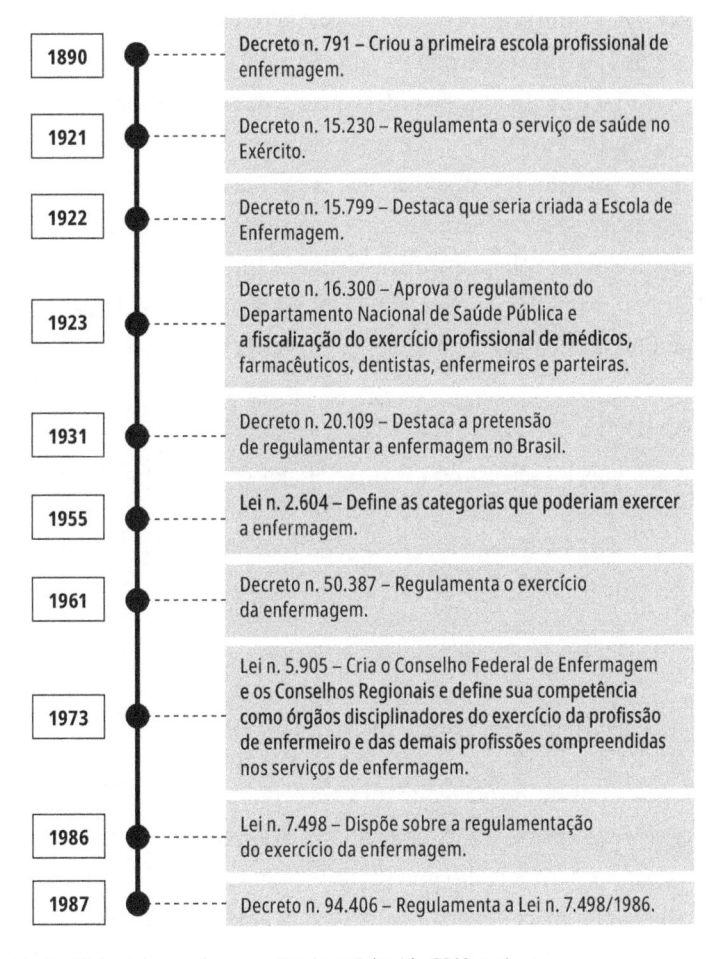

1890	Decreto n. 791 – Criou a primeira escola profissional de enfermagem.
1921	Decreto n. 15.230 – Regulamenta o serviço de saúde no Exército.
1922	Decreto n. 15.799 – Destaca que seria criada a Escola de Enfermagem.
1923	Decreto n. 16.300 – Aprova o regulamento do Departamento Nacional de Saúde Pública e a fiscalização do exercício profissional de médicos, farmacêuticos, dentistas, enfermeiros e parteiras.
1931	Decreto n. 20.109 – Destaca a pretensão de regulamentar a enfermagem no Brasil.
1955	Lei n. 2.604 – Define as categorias que poderiam exercer a enfermagem.
1961	Decreto n. 50.387 – Regulamenta o exercício da enfermagem.
1973	Lei n. 5.905 – Cria o Conselho Federal de Enfermagem e os Conselhos Regionais e define sua competência como órgãos disciplinadores do exercício da profissão de enfermeiro e das demais profissões compreendidas nos serviços de enfermagem.
1986	Lei n. 7.498 – Dispõe sobre a regulamentação do exercício da enfermagem.
1987	Decreto n. 94.406 – Regulamenta a Lei n. 7.498/1986.

Fonte: Elaborado com base em Oguisso; Schmidt, 2019, p. 4.

A regulamentação do exercício da enfermagem foi um marco muito importante para os trabalhadores e, considerando-se também os avanços na saúde, a prática profissional de enfermagem foi sendo modificada, bem como as legislações, pois ocorreram alterações significativas no processo de trabalho.

Hoje, ao considerarmos o trabalho para além da realização de atividades de cuidados de enfermagem, devemos levar em conta todo o processo envolvido e observar que nele há várias dimensões de atuação dos profissionais. Devemos ressaltar que essas dimensões são complementares e interdependentes e consistem em: cuidar/assistir, administrar/gerenciar, pesquisar, ensinar e agir politicamente (Sanna, 2007). Todas devem ser pautadas pela competência e pelo rigor da lei que orienta a profissão.

> Atualmente, o dispositivo legal que rege o exercício profissional da enfermagem é a Lei n. 7.498, de 25 de junho de 1986, regulamentada pelo Decreto n. 94.406 – de 8 de junho de 1987. Ambos substituíram a Lei n. 2.604, de 17 de setembro de 1955, e o Decreto n. 50.387, de 28 de março de 1961.

2.1.2 Conhecimento da legislação

Vivemos em uma sociedade que necessita de uma ordem, uma organização para que exista uma relação equilibrada entre as pessoas e a forma como escolheram viver.

Essa ordem é expressa por meio de regras ou normas, as quais são apresentadas por leis que regulamentam o exercício profissional e o viver em sociedade.

É importante ressaltar que qualquer profissional que deseje colocar em prática sua formação deve seguir a regulamentação profissional de seu país, geralmente expressa por leis ou normas – Desse modo, os profissionais de enfermagem devem buscar o conhecimento sobre as leis que regem sua profissão para uma atuação segura e em conformidade com as orientações do conselho profissional.

De acordo com o Código Penal brasileiro, em seu art. 21, ninguém pode alegar desconhecimento das leis, ou seja, é obrigação ter conhecimento das normas da própria profissão (Brasil, 1940), e isso também vale para os profissionais da enfermagem. Por exemplo, se acontece algo que causa danos ao paciente, alegar desconhecimento da lei perante o juiz não isenta o profissional de ser penalizado. Então, fique atento ao seu exercício profissional!

2.1.3 Legislação do profissional de enfermagem

Você sabia que a legislação atual tem como lei maior a Constituição Federal de 1988? Ela também é conhecida como **Constituição Cidadã** e assegura à pessoa a liberdade de exercer sua profissão ou atividade, limitada às condições da qualificação profissional estabelecida por lei (Brasil, 1988).

> **Para saber mais**
>
> Como cidadão, você deve conhecer as leis e também os direitos e deveres que amparam sua vida em sociedade. Acesse a Constituição de 1988 e confira.
>
> BRASIL. Constituição (1988). **Diário Oficial da União**, Brasília, DF, 5 out. 1988. Disponível em: <https://www.planalto.gov.br/ccivil_03/constituicao/constituicao.htm>. Acesso em: 2 mar. 2023.

E quanto à enfermagem? A Lei n. 7.498/1986 estabelece, em seu art. 1º, que "é livre o exercício da Enfermagem em todo território nacional, observadas as disposições desta lei" (Brasil, 1986). O Decreto n. 94.406/1987 especifica:

> Art. 1º O exercício da atividade de enfermagem, observada as disposições da Lei n. 7.498/86, e respeitados os graus de habilitação, é privativo de Enfermeiro, Técnico de Enfermagem, Auxiliar de Enfermagem e Parteiro e só será permitido ao profissional inscrito no Conselho Regional de Enfermagem da respectiva região. (Brasil, 1987)

É importante mencionar que esse decreto, em seu art. 8º, descreve claramente as atividades privativas de direção e liderança do enfermeiro: planejamento, organização, coordenação, execução e avaliação da assistência de enfermagem. Além dessas atividades, cabem privativamente ao enfermeiro a consulta e a prescrição da assistência em enfermagem, bem como os demais cuidados com o paciente (Brasil, 1987).

O mesmo decreto descreve as funções dos técnicos e auxiliares de enfermagem, aos quais também cabem as atividades de assistência de enfermagem, exceto as funções privativas do enfermeiro (Brasil, 1987).

Quando uma pessoa termina a formação em enfermagem, ao reunir todos os documentos para dar entrada no registro profissional e, assim, receber a carteira profissional, é bem provável que o Conselho Regional de Enfermagem (Coren) cite a Lei n. 7.498/1986 e solicite a anuência do conhecimento dessa lei, coletando a assinatura de ciência.

> **Para saber mais**
>
> Desafio você a navegar no portal do Conselho Federal de Enfermagem (Cofen) para localizar e ler a lei do exercício profissional da enfermagem. Acesse:
>
> COFEN – Conselho Federal de Enfermagem. Disponível em: <http://www.cofen.gov.br/>. Acesso em: 2 mar. 2023.

A seguir, veremos as responsabilidades do enfermeiro em sua atuação profissional, em qualquer dimensão.

2.2 Responsabilidade legal do enfermeiro

Você se lembra do que mencionamos um pouco antes? Não existe a possibilidade de alegar desconhecimento da lei perante o tribunal. É obrigação do profissional conhecer seus direitos, seus deveres e suas atribuições para exercer a profissão de modo seguro.

Todos nós estamos inseridos em um processo de viver acelerado, o que também está ligado à globalização e à evolução científica e tecnológica, o que se traduz em transformações nas organizações e no papel de qualquer profissional – inclusive de enfermagem.

Você deve estar se perguntando: Isso não tem fim? Não, é recursivo e, consequentemente, essas questões exigem do profissional competências e habilidades cada vez mais aperfeiçoadas, portanto maior responsabilidade.

E aqui devemos enfatizar que o viver e o cuidar humanos requerem responsabilidade a todo tempo. Sigamos nosso caminho de aprendizado com a abordagem acerca da responsabilidade civil, legal e penal no exercício da enfermagem.

2.2.1 Responsabilidade legal no exercício da enfermagem

Uma das definições para *responsabilidade*, segundo o Dicionário Aurélio (Ferreira, 2004), é "qualidade ou condição de responsável", ou seja, responder pelos próprios atos ou pelos atos de outrem.

Antigamente, os conflitos entre pessoas eram resolvidos na forma de vingança. Com o tempo, o homem passou a fazer justiça com as próprias mãos, o que ficou representado pelo famoso ditado "Olho por olho, dente por dente", ou seja, buscava-se fazer o indivíduo pagar o mal realizado sofrendo outro mal.

Posteriormente, surgiu a reparação do dano (físico, material ou moral), isto é, o causador de um dano deve reparar o mal que causou. Essa reparação pode ser material, quando o bem/objeto é restituído, ou econômica, quando se faz a restituição em forma de valor pecuniário (dinheiro) (Oguisso; Schmidt, 2019).

Assim, podemos dizer que a responsabilidade legal implica responder por algum ato quando se é responsável por ele, perante a lei e em qualquer esfera jurídica (civil, penal etc.), inclusive quando no âmbito da prática profissional.

2.2.2 Responsabilidade civil no exercício da enfermagem

Muitas vezes, por desconhecimento da própria lei que rege a profissão, o profissional apresenta dificuldade em compreender que a pessoa/paciente que sofreu algum dano pode ir além de uma denúncia na área profissional; pode também ajuizar um processo na esfera civil contra o profissional que lhe causou o agravo, ou seja, acessar um ramo do direito público civil que se refere ao dano de ordem pessoal contra alguém.

O Código Civil brasileiro, em seu art. 186, determina: "Aquele que, por ação ou omissão voluntária, negligência ou imprudência, violar direito e causar dano a outrem, ainda que exclusivamente moral, comete ato ilícito" (Brasil, 2002).

Em complemento, o art. 187 estabelece: "Também comete ato ilícito o titular de um direito que, ao exercê-lo excede manifestamente os limites impostos pelo seu fim econômico ou social, pela boa-fé ou pelos bons costumes" (Brasil, 2002).

Assim, quando o profissional de enfermagem causar um dano a outrem no exercício de sua função, poderá ser responsabilizado a reparar o dano na forma de indenização, e essa indenização será medida pela extensão do dano, ou seja, quanto maior o dano ou prejuízo causado, maior será a indenização.

O quadro a seguir esclarece o que é dano.

Quadro 2.1 – Conceito de dano e suas classificações

Causa	Resultado	Responsabilidade
Dano	Lesão física ou outra ofensa à saúde.	Indenização de todas as despesas que teve com o tratamento, mais os lucros cessantes por estar impedido de trabalhar, até o término de sua convalescença.
	Lesão que resulte em um defeito que venha a impedir a pessoa de exercer seu ofício ou **profissão, ou que tenha sua** capacidade laboral diminuída.	Mesma indenização anterior, mais pensão correspondente à importância do trabalho ao qual se inabilitou, ou da diminuição sofrida.

Fonte: Elaborado com base em Oguisso; Schmidt, 2019, p. 99.

A responsabilidade na esfera civil pode ocorrer na forma de dolo ou culpa. Segundo Tartuce (2022), o dolo constitui uma violação intencional do dever jurídico com o objetivo de prejudicar outrem; na culpa não existe a intenção de promover a violação do dever jurídico, a qual ocorre pela falta de diligência, por imperícia, imprudência ou negligência do agente causador do dano.

2.2.3 Responsabilidade penal no exercício da enfermagem

Vimos que o Código Civil define o ato ilícito praticado, imputando ao causador do dano a responsabilidade civil e a obrigação de reparar o dano, mas o profissional de enfermagem também pode ser responsabilizado penalmente pelo cometimento de um crime durante o desempenho de sua atividade laboral (Brasil, 2002).

O art. 136 do Código Penal brasileiro busca proteger a vida, a integridade física e a saúde das pessoas, de forma a punir qualquer tipo de maus-tratos. Por exemplo, terá pena de detenção quem expuser

> a perigo a vida ou a saúde de pessoa sob sua autoridade, guarda ou vigilância, para fim de educação, ensino, tratamento ou custódia, quer privando-a de alimentação ou cuidados indispensáveis, quer sujeitando-a a trabalho excessivo ou inadequado, quer abusando de meios de correção ou disciplina [...]. (Brasil, 1940)

Devemos destacar que o profissional de enfermagem pode responder por outros crimes previstos nos arts. 124, 125 e 126 do Código Penal, como no caso da prática de aborto com ou sem o consentimento da gestante sem previsão legal ou mesmo no auxílio à gestante no autoaborto (Brasil, 1940).

Até o momento, podemos verificar que as competências legais do enfermeiro estão definidas na Lei n. 7.498/1986 e no Decreto n. 94.406/1987, bem como nas resoluções publicadas pelos órgãos competentes do sistema Cofen/Coren. Logo, quando falamos de responsabilidade profissional, decorrente de ato contratual ou extracontratual, o enfermeiro, ao se vincular à obrigação de prestação de serviço, obriga-se a atuar com prudência e diligência com o objetivo de alcançar um resultado.

Assim, o cliente tem o direito de exigir do profissional a produção de um resultado e, por isso, o profissional de enfermagem é responsável pelos danos que vier a causar. Nesse contexto, a responsabilidade civil é independente da responsabilidade criminal, e o profissional pode responder nas duas esferas (civil e criminal), bem como na esfera ético-profissional (Oguisso; Schmidt, 2019). Agora, para seguir nossa análise, iremos abordar as organizações de saúde e de enfermagem, as quais detêm notória importância, visto que colaboram nas lutas da categoria e na efetivação da lei do exercício dos profissionais da área.

2.3 Organizações internacionais de saúde e de enfermagem

A mais importante e influente organização de saúde existente no mundo é a Organização Mundial da Saúde (OMS), sediada na cidade de Genebra, na Suíça. No continente americano, a representante da OMS é a Organização Pan-Americana da Saúde (Opas). Especificamente na área da enfermagem, a organização mais influente é o Conselho Internacional de Enfermeiros (CIE), ou International Council of Nurses (ICN).

2.3.1 Organização Mundial da Saúde (OMS)

Fundada oficialmente em 7 de abril de 1948, dia em que também é celebrado o Dia Mundial da Saúde, a Organização Mundial da Saúde (OMS) é uma agência especializada da ONU, reconhecida como entidade de natureza governamental, mantida financeiramente por doações e pela contribuição anual de seus 191 países-membros.

A principal missão da OMS é levar a população mundial ao mais alto nível de saúde possível, o que é considerado um direito de todo ser humano, sem qualquer forma de distinção entre as pessoas.

A entidade trabalha como uma federação internacional para traçar diretrizes gerais para a saúde no mundo. Também realiza a Assembleia Mundial da Saúde, da qual participam todos os países-membros, momento em que discutem, votam e deliberam sobre questões envolvendo a saúde (Hirschfeld; Oguisso, 2002).

Além da sede em Genebra, a OMS conta com seis escritórios regionais (África, Américas, Europa, Leste Mediterrâneo, Pacífico Ocidental e Sudeste Asiático), nos quais trabalham enfermeiros que desempenham funções de coordenação de atividades de enfermagem.

Esses profissionais foram indicados pelos países que representam e aprovados por uma comissão específica, conquistando destaque na OMS em suas altas posições na hierarquia internacional, dada sua bagagem de politização, o que contribuiu, de fato, para o cargo que ocupavam nesse cenário, no âmbito estadual ou federal do Ministério da Saúde (Oguisso; Schmidt, 2019).

2.3.2 Organização Pan-Americana da Saúde (Opas)

A Organização Pan-Americana da Saúde (Opas) atua como escritório regional da OMS para os países das Américas, com a finalidade de melhorar a saúde e a qualidade de vida de suas populações. Também é agência especializada em saúde do sistema interamericano, oferecendo cooperação técnica em saúde a seus países-membros (Opas, 2023).

Em outubro de 1889, teve início a Primeira Conferência Internacional dos Estados Americanos, em Washington, Estados Unidos, a qual se estendeu até abril de 1890. Na ocasião, os delegados aprovaram a criação da Décima Comissão, a qual recomendou que as repúblicas americanas adotassem a Convenção Sanitária Internacional do Rio de Janeiro (1887) ou o texto da Convenção Sanitária do Congresso de Lima (1888), recomendação esta endossada pela Conferência Internacional (Opas, 2023).

Após essa convenção geral, estabeleceu-se um conselho chamado Oficina Sanitária Internacional, que posteriormente veio a se chamar Oficina Sanitária Pan-Americana (OSP), precursora da atual Opas (Oguisso; Schmidt, 2019).

No Brasil, o escritório da Opas trabalha diretamente com o Ministério da Saúde, as secretarias de saúde estaduais e municipais, as agências internacionais e os órgãos governamentais e não governamentais, bem como com instituições de ensino e pesquisa em saúde. Sua representação no país acompanha e apoia o processo de desenvolvimento do sistema de saúde brasileiro por meio de unidades técnicas integradas (Opas, 2023).

Os principais resultados e impactos esperados da cooperação técnica da Opas, em seu trabalho conjunto com parceiros no Brasil, são definidos em seis linhas. Vejamos a figura a seguir.

Figura 2.2 – Cooperação técnica da Opas/OMS no Brasil

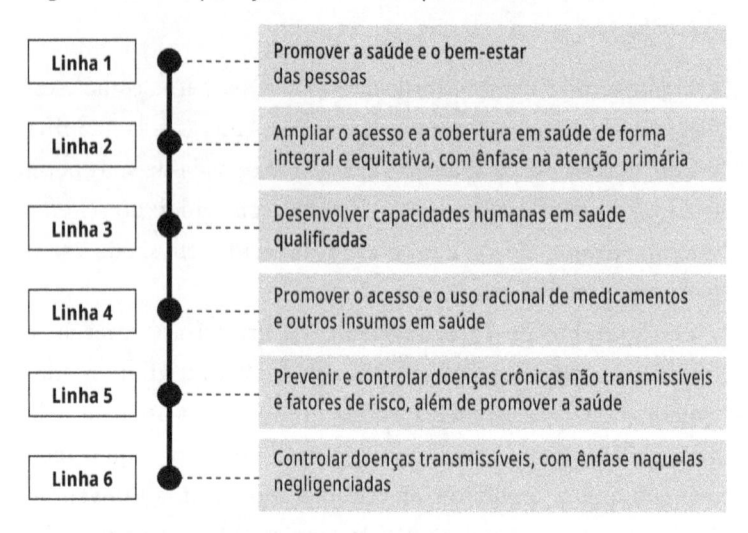

- **Linha 1**: Promover a saúde e o bem-estar das pessoas
- **Linha 2**: Ampliar o acesso e a cobertura em saúde de forma integral e equitativa, com ênfase na atenção primária
- **Linha 3**: Desenvolver capacidades humanas em saúde qualificadas
- **Linha 4**: Promover o acesso e o uso racional de medicamentos e outros insumos em saúde
- **Linha 5**: Prevenir e controlar doenças crônicas não transmissíveis e fatores de risco, além de promover a saúde
- **Linha 6**: Controlar doenças transmissíveis, com ênfase naquelas negligenciadas

Fonte: Elaborado com base em Opas, 2023.

Segundo Oguisso e Schmidt (2019), várias enfermeiras tiveram atuação como consultoras de curto prazo na Opas, entre as quais podemos citar Olga Verderese, Maria Valderez Borges e Wanda de Aguiar Horta.

2.3.3 Conselho Internacional de Enfermeiros (CIE)

O International Council of Nurses (ICN), ou Conselho Internacional de Enfermeiros (CIE), federação de mais de 130 Associações Nacionais de Enfermeiros (ANEs), representa milhões de enfermeiros de todo o mundo, de forma independente política e economicamente (CIE, 2023a).

O ICN trabalha diretamente com as associações-membros para resolver questões importantes para a profissão de enfermagem, e os enfermeiros que fazem parte de sua associação nacional de enfermagem automaticamente fazem parte do ICN, que não tem membros individuais (CIE, 2023a).

Fundado em 1899, a missão do ICN é representar a enfermagem em todo o mundo, promover o avanço da profissão e o bem-estar dos enfermeiros e defender a saúde em todas as políticas, a fim de apoiar e investir em enfermeiros e enfermagem para liderar e oferecer saúde para todos (CIE, 2023a).

O Conselho de Representantes das Associações Nacionais de Enfermagem (CRN) é o órgão dirigente do ICN e estabelece as políticas gerais, nomeadamente a admissão de membros, a eleição do Conselho de Administração, as alterações nos estatutos e o estabelecimento de cotas. O CRN se reúne a cada dois anos (CIE, 2023a).

O ICN criou a Rede de Profissionais de Enfermagem/ Enfermagem de Prática Avançada para facilitar o fluxo de informações sobre questões de interesse comum, com o propósito de tornar-se um recurso internacional para enfermeiros praticantes de enfermagem ou em funções de enfermagem de prática avançada. Os objetivos da rede são estes:

- fornecer informações relevantes e oportunas sobre a prática, o treinamento e o desenvolvimento de funções e pesquisa e também sobre o desenvolvimento de políticas e regulamentações, em conjunto com os eventos correspondentes;
- ser fórum para compartilhar e trocar conhecimentos e experiências;
- apoiar os enfermeiros e os países que se encontram no processo de introdução ou desenvolvimento de cuidados diretos ou na enfermagem de prática avançada;

- acessar os recursos internacionais pertinentes a este campo.

(CIE, 2023b, tradução nossa)

O ICN nasceu e se desenvolveu na movimentada interseção dos direitos da mulher, do progressismo social e da reforma da saúde. As enfermeiras que fundaram o Conselho também estavam profundamente engajadas no movimento internacional das mulheres, que conclamava mulheres de todo o mundo a se unirem para o intercâmbio de ideias. A alegação era que, unidas, as mulheres poderiam dispor de novos e efetivos métodos para assegurar o direito à igualdade e à justiça (CIE, 2023a).

O movimento ganhou corpo e instituiu-se uma convenção que culminou em uma conferência realizada em Washington, Estados Unidos, em março de 1888, a Primeira Conferência do Conselho Internacional de Mulheres (CIM). Em 1899, aconteceu em Londres a reunião seguinte do CIM, evento que recebeu uma carta de Florence Nightingale, a qual foi considerada a última mensagem que a enfermeira teria encaminhado a um grupo internacional de enfermeiras (Oguisso; Schmidt, 2019).

Em 1914, a Primeira Guerra Mundial teve início na Europa, e as atividades do ICN foram interrompidas por quase uma década, pois muitos enfermeiros começaram a se mobilizar para a guerra. O trabalho do Conselho continuou durante a guerra, mas em um ritmo bem lento. Seu envolvimento na guerra se deu por meio dos enfermeiros da associação-membro, na oferta de apoio educacional e clínico às pessoas que serviam (CIE, 2023a).

Após a conferência do CIM, aconteceu a Conferência do Conselho de Matrons (denominação dada na Inglaterra para as atuais gerentes de enfermagem). Nesse momento, surgiu a ideia de se criar um órgão internacional, para que a enfermagem fosse organizada como grupo e as enfermeiras pudessem ter um sistema de educação e um método para o controle da profissão, de forma que todos os países tivessem os mesmos princípios, em benefício do progresso comum de todos os povos (Oguisso; Schmidt, 2019).

Nessa conferência, foi proposto que se criasse o ICN nos mesmos moldes do CIM, com representantes dos conselhos de enfermagem de cada país. Assim, foi aprovada a primeira Constituição do ICN e estabeleceu-se que apenas uma organização nacional de enfermeiros de cada país poderia ser membro do ICN (Oguisso; Schmidt, 2019).

Apresentado esse panorama sobre as organizações internacionais que tratam de saúde e de enfermagem no mundo, veremos a seguir as organizações nacionais de enfermagem.

2.4 Organizações nacionais de enfermagem

As organizações de enfermagem atuantes no Brasil são a Associação Brasileira de Enfermagem (ABEn), o Conselho Federal de Enfermagem (Cofen) e os Conselhos Regionais de Enfermagem (Corens). Na sequência, vamos abordar brevemente o papel e a importância de cada uma delas.

2.4.1 Associação Brasileira de Enfermagem (ABEn)

A Associação Brasileira de Enfermagem (ABEn) obteve essa denominação apenas em 1954. Porém, no ano de 1926, as primeiras enfermeiras formadas pela Escola de Enfermeiras do Departamento Nacional de Saúde Pública, atual Escola de Enfermagem Anna Nery, no Rio de Janeiro, criaram a Associação

Nacional de Enfermeiras Diplomadas, denominação registrada juridicamente em 1928 (ABEn Nacional, 2023).

Figura 2.3 – Linha histórica da ABEn

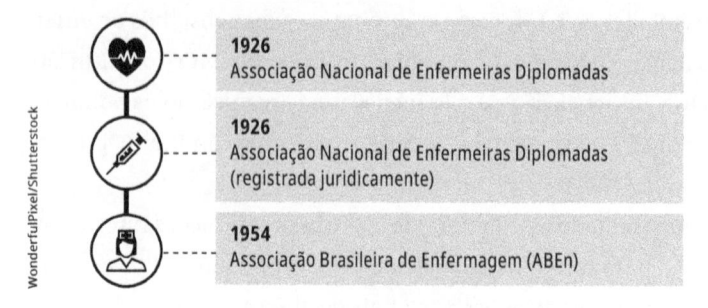

1926
Associação Nacional de Enfermeiras Diplomadas

1926
Associação Nacional de Enfermeiras Diplomadas (registrada juridicamente)

1954
Associação Brasileira de Enfermagem (ABEn)

Fonte: Elaborado com base em ABEn Nacional, 2023.

Em 1929, a ABEn teve sua admissão aceita no Conselho Internacional de Enfermeiros (CIE), filiação esta que, em 1997, foi transferida para o Cofen (Oguisso; Schmidt, 2019).

Trata-se de uma associação com personalidade jurídica própria, de direito privado e de caráter cultural, científico e político. Reúne, além de profissionais e estudantes de enfermagem, instituições de ensino de todos os níveis de formação técnica ou acadêmica, bem como associações ou sociedades de especialistas para fins não econômicos (ABEn Nacional, 2023).

Seus atos administrativos e de gestão são regulados por normativas próprias e, por ser instituição de âmbito nacional, é reconhecida como de utilidade pública (ABEn Nacional, 2023).

Cabe destacar que a associação se pauta em princípios éticos e na conformidade com suas finalidades ao articular-se com as demais organizações da enfermagem brasileira, a fim de promover o desenvolvimento político, social e científico das categorias que a compõem (ABEn Nacional, 2023).

Criada praticamente junto com a Escola Anna Nery no Brasil, a ABEn, que sucessivamente teve presidência ocupada pelas líderes da profissão, conseguiu colocar a enfermagem em nível universitário, obtendo respeito e ocupando um espaço jamais antes imaginado (Oguisso; Schmidt, 2019).

Vários foram os fatores que propiciaram o desenvolvimento cultural e profissional dos enfermeiros, entre os quais estão a realização anual de congressos de enfermagem, a publicação da *Revista Brasileira de Enfermagem*, a criação de um código de ética em 1958, a participação em organizações internacionais e as pesquisas promovidas na área (Oguisso; Schmidt, 2019).

A inscrição na ABEn é facultativa aos enfermeiros. A eleição da diretoria é realizada pelo voto secreto dos associados, e o mandato de cada diretoria é de três anos.

Para saber mais

Confira o material disponibilizado no *site* da Aben.

ABEn – Associação Brasileira de Enfermagem. Disponível em: <http://www.abennacional.org.br/site/>. Acesso em: 3 mar. 2023.

2.4.2 Conselho Federal de Enfermagem (Cofen) e Conselhos Regionais de Enfermagem (Corens)

O Conselho Federal de Enfermagem (Cofen) e os Conselhos Regionais de Enfermagem (Corens) são os órgãos que disciplinam o exercício profissional da enfermagem no Brasil.

Antigamente, os conselhos profissionais eram reconhecidos como autarquias federais e estavam vinculados ao Ministério do Trabalho. Porém, a Medida Provisória n. 1.549-37, de 4 de dezembro de 1997, alterou a estrutura organizacional dos conselhos, os quais foram desvinculados do Ministério do Trabalho e passaram a ser exercidos em caráter privado, por delegação do próprio poder público (Oguisso; Schmidt, 2019).

O Cofen tem a função de disciplinar, normatizar e fiscalizar o exercício da enfermagem, bem como a de coordenar as ações dos Corens na busca pela ética, na qualidade na assistência e no compromisso com o usuário e a sociedade. Sua visão é ser a organização profissional, estratégica e de referência para o desenvolvimento da profissão e de políticas de saúde por meio do apoio técnico, científico e de gestão na área de enfermagem (Cofen, 2023b).

As principais atividades do Cofen são:

- normatizar e expedir instruções para uniformidade de procedimentos e bom funcionamento dos Conselhos Regionais;
- apreciar em grau de recurso as decisões dos CORENs;
- aprovar anualmente as contas e a proposta orçamentária da autarquia, remetendo-as aos órgãos competentes;
- promover estudos e campanhas para aperfeiçoamento profissional. (Cofen, 2023b)

Os Corens são coordenados pelo Cofen e atuam na fiscalização e proteção do exercício profissional da enfermagem de acordo com os requisitos éticos e legais (Cofen, 2023b).

Vejamos as principais atividades dos Corens:

- deliberar sobre inscrição no Conselho, bem como o seu cancelamento;
- disciplinar e fiscalizar o exercício profissional, observadas as diretrizes gerais do COFEN;
- executar as resoluções do COFEN;
- expedir a carteira de identidade profissional, indispensável ao exercício da profissão e válida em todo o território nacional;
- fiscalizar o exercício profissional e decidir os assuntos atinentes à Ética Profissional, impondo as penalidades cabíveis
- elaborar a sua proposta orçamentária anual e o projeto de seu regimento interno, submetendo-os à aprovação do COFEN;
- zelar pelo bom conceito da profissão e dos que a exerçam;
- propor ao COFEN medidas visando a melhoria do exercício profissional;
- eleger sua Diretoria e seus Delegados eleitores ao Conselho Federal;
- exercer as demais atribuições que lhe forem conferidas pela Lei 5.905/73 e pelo COFEN. (Cofen, 2023b)

Para saber mais

Confira o *link* de acesso às páginas do Cofen e do Coren-PR na internet.

COFEN – Conselho Federal de Enfermagem. Disponível em: <http://www.cofen.gov.br/>. Acesso em: 6 mar. 2023.

> COREN-PR – Conselho Regional de Enfermagem do Paraná. Disponível em: <https://www.corenpr.gov.br/portal/>. Acesso em: 6 mar. 2023.
>
> Acesse também o *link* a seguir para assistir a um vídeo sobre a função do Cofen.
>
> O QUE É o Cofen? Qual é sua função? **Somos Enfermagem TV**, 1º maio 2018. Disponível em: <https://www.youtube.com/watch?v=Qd_2hiKRNjE>. Acesso em: 6 mar. 2023.

A seguir, veremos as perspectivas para a profissão de enfermagem, bem como as dificuldades enfrentadas pelos profissionais.

2.5 Enfermagem: qual é a perspectiva?

Diante da falta de enfermeiros nas instituições de saúde na década de 1950, foi necessário conhecer melhor a situação da enfermagem no Brasil, pois os profissionais da época não sabiam responder qual seria o número de pessoas que exerciam a atividade de enfermagem ou que pelo menos existiam no país (Oguisso; Schmidt, 2019).

Houve uma grande explosão de cursos nessa área a partir da década de 1990, muitos deles de baixa qualidade, com um excessivo número de vagas. Dados de 2023 (Cofen, 2023a) revelam a quantidade de profissionais de enfermagem registrados nos Corens: um total de 2.801.023 pessoas no ano de referência, no território brasileiro. Observe a tabela a seguir.

Tabela 2.1 – Profissionais de enfermagem por estado brasileiro

UF	Data de Referência	Total Auxiliares	Total Técnicos	Total Enfermeiros	Total Obstetrizes	Total
AC	01/02/2023	572	5.971	2.912	0	9.455
AL	01/02/2023	5.009	21.797	10.072	0	36.878
AM	01/02/2023	3.147	41.619	14.376	0	59.142
AP	01/02/2023	927	12.451	3.629	0	17.007
BA	01/02/2023	12.466	101.754	45.370	6	159.596
CE	01/02/2023	11.750	56.356	28.525	0	96.631
DF	01/02/2023	2.896	41.325	19.948	0	64.169
ES	01/02/2023	3.349	35.581	11.741	1	50.672
GO	01/02/2023	4.774	50.874	20.206	0	75.854
MA	01/02/2023	4.041	51.865	18.398	0	74.304
MG	01/02/2023	18.427	149.340	60.963	4	228.734
MS	01/02/2023	3.166	17.823	9.273	1	30.263
MT	01/02/2023	2.360	22.666	11.733	0	36.759
PA	01/02/2023	8.070	69.181	18.880	2	96.133
PB	01/02/2023	3.155	30.239	16.442	1	49.837
PE	01/02/2023	13.372	87.951	32.984	0	134.307
PI	01/02/2023	5.991	26.741	13.465	0	46.197
PR	01/02/2023	23.882	70.496	32.510	2	126.890
RJ	01/02/2023	47.416	228.075	64.296	2	339.789
RN	01/02/2023	5.231	28.700	11.410	1	45.342
RO	01/02/2023	2.669	12.709	5.765	0	21.143
RR	01/02/2023	1.249	7.281	2.405	0	10.935
RS	01/02/2023	10.346	104.123	31.284	1	145.754
SC	01/02/2023	5.459	49.985	19.503	5	74.952
SE	01/02/2023	6.438	17.032	8.228	0	31.698
SP	01/02/2023	245.595	300.917	169.536	335	716.383
TO	01/02/2023	886	14.250	7.063	0	22.199

Fonte: Cofen, 2023a.

A Constituição Federal trouxe a democratização para o ensino no Brasil, de forma que foram propiciadas condições de maior acesso e inclusão social a todos com a criação do Programa Universidade Para Todos (Prouni) e do Fundo de Financiamento Estudantil (Fies) (Oguisso; Schmidt, 2019). Essa pode ser uma explicação para o quantitativo expressivo de trabalhadores da enfermagem mostrado na Tabela 2.1.

De acordo com Machado et al. (2016), a maior quantidade de enfermeiros formados é de instituições privadas, conforme indica o gráfico a seguir.

Gráfico 2.1 – Enfermeiros formados por tipo de instituição de ensino

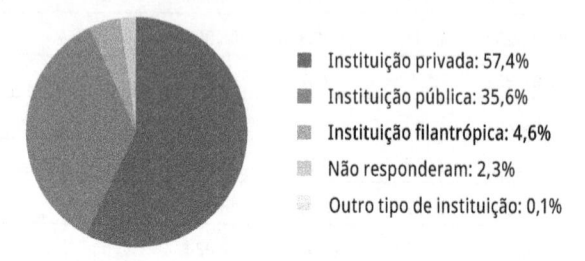

- Instituição privada: 57,4%
- Instituição pública: 35,6%
- Instituição filantrópica: 4,6%
- Não responderam: 2,3%
- Outro tipo de instituição: 0,1%

Fonte: Elaborado com base em Machado et al., 2016, p. 16.

No relatório final da pesquisa *Perfil da enfermagem no Brasil*, realizada pela Fundação Oswaldo Cruz (Fiocruz) e pelo Cofen, publicada no ano de 2017, revelou-se que a maioria dos enfermeiros se formou em instituições de ensino privadas, ou seja, mais de 57% de todos os concluintes (Machado, 2017), o que certifica o avanço das redes privadas de ensino no país.

2.5.1 Dificuldades no exercício da enfermagem

Em pesquisa com o título *Perfil da enfermagem no Brasil*, publicada em 2017, constatou-se que os fatores que geram insatisfação para a categoria são a dificuldade de conseguir emprego e o descontentamento relacionado com política e administração, supervisão técnica, salário, supervisão de pessoal e jornada de trabalho (Machado, 2017).

A referida pesquisa aponta para um desequilíbrio entre a oferta e a demanda de mão de obra, pois, em virtude da grande quantidade de escolas de enfermagem, mais profissionais se formam para o mercado de trabalho, causando desemprego aberto e estrutural (Silva; Machado, 2020).

Isso revela a precarização do trabalho de enfermagem, o que sinaliza a carência no cumprimento de direitos trabalhistas e sociais, já que o profissional de enfermagem está exposto a inúmeros riscos no dia a dia de suas atividades laborais.

Portanto, é fundamental que medidas sejam adotadas no âmbito do Ministério da Saúde e do Ministério do Trabalho, de modo a reduzir a precariedade do trabalho com a adoção de práticas que tornem o ambiente profissional saudável e seguro para todos (Oguisso; Schmidt, 2019).

2.5.2 Perspectivas para as próximas décadas

Enormes são os desafios a serem vencidos e, por isso, é fundamental que se estimule o desenvolvimento de uma postura proativa das lideranças de enfermagem (Oguisso; Schmidt, 2019).

A pandemia de Covid-19 foi um dos maiores desafios enfrentados pelos profissionais de enfermagem, que atuaram na linha de frente do combate ao coronavírus, diretamente em contato com pacientes infectados, demonstrando protagonismo e destacando a profissão.

Desse modo, com o olhar voltado para o futuro, faz-se necessário estimular a criação de vários mecanismos de inserção nas diversas áreas de conhecimento, pois é de extrema importância a necessidade de se formarem profissionais mais preocupados e envolvidos com as questões políticas de saúde e enfermagem (Oguisso; Schmidt, 2019).

Em 2019, foi iniciada uma campanha mundial de fortalecimento da enfermagem intitulada Nursing Now, liderada pela OMS e pelo ICN, para chamar a atenção dos países integrantes da ONU para a valorização dos profissionais da enfermagem. Entre as metas estabelecidas por esse programa estão o investimento no fortalecimento da educação e o desenvolvimento dos profissionais de enfermagem com foco na liderança; a busca pela melhoria das condições de trabalho dos profissionais de enfermagem; e a disseminação de práticas de enfermagem efetivas e inovadoras com base em evidências científicas, em âmbito nacional e regional.

No Brasil, a organização dessa campanha está a cargo do Cofen, juntamente com a Opas, para o desenvolvimento da pesquisa em enfermagem, vinculada à Escola de Enfermagem de Ribeirão Preto da USP.

> **Para saber mais**
>
> Para conhecer em detalhes a campanha Nursing Now, consulte:
>
> NURSING NOW. Disponível em: <https://www.nursingnow.org/>. Acesso em: 6 mar. 2023.

Na prática

Ao atuar profissionalmente, o enfermeiro deve desempenhar suas atividades com eficiência, responsabilidade e, principalmente, excelência, de modo a não cometer imprudência ou negligência, primando pelo cuidado e pela atenção com o paciente, a família e a comunidade.

Leia o trabalho de conclusão de curso a seguir, que teve como objetivo analisar os fatos geradores de ações judiciais de responsabilidade civil contra enfermeiros no Brasil, no estado de Santa Catarina.

CORREIA, Y. D. **Casos de responsabilidade civil envolvendo o profissional enfermeiro nos tribunais brasileiros**. 2019. Trabalho de Conclusão de Curso (Graduação em Enfermagem) – Universidade Federal de Santa Catarina. Enfermagem. Florianópolis, 2019. Disponível em: <https://repositorio.ufsc.br/bitstream/handle/123456789/197141/TCC%20UFSC-%20Yasmim%20Di%c3%b3genes.pdf?sequence=1&isAllowed=y>. Acesso em: 6 mar. 2023.

Após a leitura, reflita sobre a prática profissional do enfermeiro com base nos aspectos que vimos neste capítulo.

A seguir, apresentamos um estudo de caso extraído de uma apresentação realizada pelo Coren-SC na Semana de Enfermagem de 2018. Analise a situação e responda ao questionamento proposto no final.

Estudo de caso 5 – Teresa é Técnica de Enfermagem e atua em um setor de internação de um hospital municipal. Em um dos seus plantões, ao preparar um medicamento para ser administrado a um dos pacientes sob os seus cuidados, observou que

> a dosagem prescrita pelo médico estava muito acima daquela preconizada para os pacientes daquela faixa etária; além disso, os riscos de uma superdosagem eram extremamente graves, podendo inclusive causar danos irreversíveis e até mesmo o óbito do paciente. No momento, o setor não contava com profissional Enfermeiro. Diante disso, e aproveitando que o profissional médico estava no momento presente no posto de Enfermagem, onde registrava suas evoluções nos prontuários, Teresa comunicou ao mesmo sobre a altíssima dosagem prescrita. O médico informou que Teresa deveria administrar o medicamento na dosagem prescrita, sem questionamentos, até porque, o mesmo se responsabilizaria por qualquer problema que viesse a ocorrer, e além disso, na ausência da Enfermeira, ele era o responsável pela equipe de Enfermagem daquele setor. Diante disso, questiona-se:
>
> 1. A partir do que foi dito pelo médico, Teresa deve realizar a administração do medicamento? Fundamente a resposta, citando os artigos do CEPE relacionados. (Coren-SC, 2018)

Síntese

Neste segundo capítulo, fizemos uma aproximação com a base legal que norteia o exercício do profissional de enfermagem: responsabilidades legais e organismos nacionais e internacionais que traçam diretrizes no campo da saúde e da enfermagem. Vimos, também, perspectivas futuras para essa nobre profissão.

Tudo o que você leu até aqui faz parte da construção histórica, social e legal da área da enfermagem, e podemos afirmar que avançamos muito no decorrer do tempo! Mas sempre será necessário investir em formação e atualizações, pois é essencial uma base de conhecimentos sólidos para a atuação competente e segura na enfermagem.

Capítulo 3
Legislação em enfermagem

Maria Caroline Waldrigues

No capítulo anterior, abordamos os aspectos legais que regem a profissão da enfermagem e que são essenciais para uma prática profissional segura. Neste capítulo, trataremos da legislação em enfermagem, discutindo a hierarquia das normas penais e éticas e das leis e decretos do exercício da profissão, bem como o código de ética e os desafios legais e profissionais na área.

3.1 A sociedade e a lei

A sociedade evoluiu através dos tempos principalmente com o surgimento das leis escritas, as quais foram sendo criadas para organizar a própria sociedade. Assim, por falta de normas escritas nos primórdios das civilizações, os usos e os costumes eram utilizados como parâmetro para as regras locais.

A lei permitiu a evolução social, limitando a ação da pessoa, de forma que ao indivíduo não era permitido fazer tudo o que quisesse; em caso de descumprimento da lei, a aplicação das sanções era rígida e punitiva, como na Lei de Talião, a do "olho por olho, dente por dente".

O equilíbrio das relações entre os homens é mantido pelas regras criadas pelo próprio homem. Essas regras ou obrigações são chamadas de *leis*, e um conjunto de leis é denominado *legislação* (Oguisso; Schmidt, 2019).

Destarte, o profissional da área de enfermagem desenvolve suas atividades pautado em regulamentos e leis, e o conhecimento delas é imprescindível para a sua atuação.

3.1.1 A lei e a organização da sociedade

Quando falamos em *direito*, o que vem à nossa mente é a palavra *lei*, que nada mais é do que o direito conscientemente elaborado por uma autoridade, por um ato de vontade. A lei tem em si mesma a sanção, ou seja, o poder da obrigatoriedade, que força seu cumprimento pelas pessoas. Assim, podemos afirmar que a lei é a manifestação de poder, e esse poder se origina do grupo social (Oguisso; Schmidt, 2019).

Convém destacar que o direito serve de conexão e provê unidade aos indivíduos membros de uma comunidade, adequando ao meio uma convivência balizada por critérios que padronizem as expectativas de comportamentos nas diversas áreas de interesses comuns, de forma que o direito seja imperioso para a vida em comunidade (Meneghetti, 2022).

Nesse contexto, considera-se que a família é a base de qualquer sociedade e, portanto, um conjunto de famílias forma os agrupamentos sociais; por sua vez, vários agrupamentos sociais constituem uma nação organizada. A organização política de uma sociedade baseia-se na ordem jurídica instituída pela lei com o objetivo de manter o equilíbrio entre as relações do homem (Oguisso; Schmidt, 2019).

Você saberia dizer como está organizada a nossa sociedade? Como um país democrático, o Brasil exerce sua soberania por meio dos três poderes: Legislativo, Executivo e Judiciário. Essa divisão de poderes está estabelecida no art. 2º da Constituição Federal: "São Poderes da União, independentes e harmônicos entre si, o Legislativo, o Executivo e o Judiciário". (Brasil, 1988).

A Constituição tem as famosas cláusulas pétreas, ou seja, aquelas que não podem ser modificadas, alteradas, e uma delas está descrita no art. 60, parágrafo 4º, inciso III. Vejamos:

Art. 60. A Constituição poderá ser emendada mediante proposta:

[...]

§ 4º Não será objeto de deliberação a proposta de emenda tendente a abolir:

[...]

III – a separação dos Poderes. (Brasil, 1988)

No nível federal, o **Poder Legislativo** é exercido pelo Congresso Nacional:

Art. 44. O Poder Legislativo é exercido pelo Congresso Nacional, que se compõe da Câmara dos Deputados e do Senado Federal.

Parágrafo único. Cada legislatura terá a duração de quatro anos.

Art. 45. A Câmara dos Deputados compõe-se de representantes do povo, eleitos, pelo sistema proporcional, em cada Estado, em cada Território e no Distrito Federal.

[...]

Art. 46. O Senado Federal compõe-se de representantes dos Estados e do Distrito Federal, eleitos segundo o princípio majoritário.

§ 1º Cada Estado e o Distrito Federal elegerão três Senadores, com mandato de oito anos. (Brasil, 1988)

Já no nível estadual, esse poder é exercido pelos deputados estaduais, nas assembleias legislativas de cada estado; no nível municipal, ele compete aos vereadores, que atuam nas câmaras municipais.

O **Poder Executivo**, conforme descrito no art. 76 da Constituição Federal, é exercido pelo presidente da República, auxiliado pelos ministros de Estado, pelos governadores no nível estadual e pelos prefeitos no nível municipal.

Por fim, o **Poder Judiciário** tem a função de decidir sobre a aplicação das leis; é exercido pelos juízes e pelo Ministério Público, tendo como órgão máximo o Supremo Tribunal Federal (STF) (Oguisso; Schmidt, 2019).

Vejamos a figura a seguir, em que se especificam as funções de cada um dos três poderes.

Figura 3.1 – O que faz cada um dos três poderes

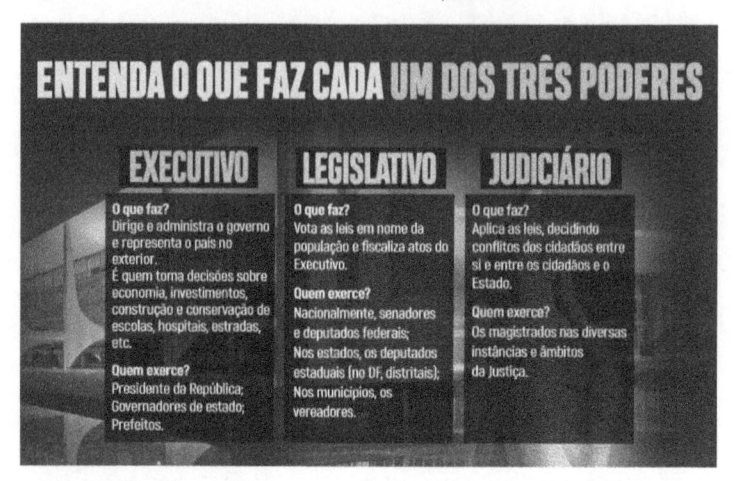

ENTENDA O QUE FAZ CADA UM DOS TRÊS PODERES

EXECUTIVO
O que faz?
Dirige e administra o governo e representa o país no exterior.
É quem toma decisões sobre economia, investimentos, construção e conservação de escolas, hospitais, estradas, etc.

Quem exerce?
Presidente da República; Governadores de estado; Prefeitos.

LEGISLATIVO
O que faz?
Vota as leis em nome da população e fiscaliza atos do Executivo.

Quem exerce?
Nacionalmente, senadores e deputados federais;
Nos estados, os deputados estaduais (no DF, distritais);
Nos municípios, os vereadores.

JUDICIÁRIO
O que faz?
Aplica as leis, decidindo conflitos dos cidadãos entre si e entre os cidadãos e o Estado.

Quem exerce?
Os magistrados nas diversas instâncias e âmbitos da Justiça.

Fonte: Senado Federal, 2019.

Para saber mais

Para ampliar seu conhecimento ou até mesmo relembrar alguns conceitos, acesse o *site* Politize!, uma organização da sociedade civil (OSC) que tem por objetivo fazer com que as pessoas se interessem por política e estimular a participação cidadã.

POLITIZE! Disponível em: <https://www.politize.com.br/>. Acesso em: 6 mar. 2023.

Saiba mais sobre a separação dos três poderes lendo o artigo indicado a seguir.

SANTANA, G. A separação dos três poderes: Executivo, Legislativo e Judiciário. **Politize!**, 1º mar. 2016. Disponível em: <https://www.politize.com.br/separacao-dos-tres-poderes-executivo-legislativo-e-judiciario/>. Acesso em: 6 mar. 2023.

Importante ressaltar que um dos princípios fundamentais elencados na Constituição Federal está em seu art. 2º, o qual estabelece que os três poderes da União, ou seja, Legislativo, Executivo e Judiciário, são independentes e harmônicos entre si (Brasil, 1988).

Você deve estar se perguntando: "Por que eu tenho que conhecer essa temática?" ou "Qual a ligação da enfermagem com esse assunto?". A resposta da primeira pergunta é: porque você é um cidadão. Já a resposta da segunda pergunta você vai descobrir na continuação da leitura deste capítulo.

3.1.2 Normas gerais brasileiras e enfermagem

Você sabia que a Constituição Federal é a lei maior do Brasil? Nenhuma lei é superior a ela, e qualquer lei existente jamais poderá ser contrária ao que está definido na Constituição, pois é nela que estão elencados os direitos e as garantias fundamentais e sociais do cidadão. Saber disso é uma premissa importante para que possamos seguir adiante!

Outra lei relevante é a Consolidação das Leis do Trabalho (CLT), que afeta diretamente as relações de trabalho de todos os profissionais, inclusive os de enfermagem. Ela foi criada em 1943, mas em 2017 sofreu alterações relevantes em razão da reforma trabalhista. Uma das mais significativas foi a que instituiu que o empregado deve pagar custos do processo, honorários de sucumbência (valor pago a outra parte caso perca a causa) e perícia, se preciso, o que antes da reforma não era necessário (Oguisso; Schmidt, 2019).

De acordo com art. 3º da CLT, é considerado **empregado** "toda pessoa física que prestar serviços de natureza não eventual a empregador, sob a dependência deste e mediante salário" (Brasil, 1943). Segundo o art. 2º da mesma lei, **empregador** é "a empresa, individual ou coletiva, que, assumindo os riscos da atividade econômica, admite, assalaria e dirige a prestação pessoal de serviço" (Brasil, 1943).

Outra lei importante a ser citada é a Lei 7.498, de 25 de junho de 1986 (Brasil, 1986), que entrou em vigor por meio do Decreto n. 64.406, de 8 de junho de 1987 (Brasil, 1987), que trata do exercício profissional da enfermagem. Essa lei descreve as atribuições profissionais de cada categoria dos profissionais de enfermagem e dispõe que o exercício da enfermagem é livre em todo o território nacional e que essa profissão é privativa do enfermeiro, do técnico de enfermagem, do auxiliar de enfermagem e do parteiro, desde que estejam inscritos no respectivo Conselho Regional de Enfermagem (Coren) (Brasil, 1987).

Portanto, para que o profissional de enfermagem esteja amparado legalmente na relação contratual de trabalho, ele deve estar inscrito no Coren e, no âmbito de sua prática profissional, deve seguir rigorosamente a lei de exercício profissional.

A seguir, abordaremos detalhadamente o exercício da enfermagem e suas normas penais e éticas.

3.2 Exercício da enfermagem e normas penais e éticas

O número de denúncias e demandas judiciais contra os profissionais de saúde e as organizações hospitalares vem crescendo, principalmente sob a acusação de negligência, erro médico e omissão de socorro. Isso não significa que as causas ocorrem mais frequentemente hoje do que antigamente, mas que a população está mais atenta e conhecedora de seus direitos (Oguisso; Schmidt, 2019).

Um ponto importante a ser considerado, por se tratar de equipe multiprofissional que atua coletivamente na saúde, é que os profissionais devem estar qualificados quanto à segurança do paciente. A cultura da segurança incentiva os profissionais a serem responsáveis por seus atos e a desenvolverem um novo olhar sobre os eventos adversos (Souza et al., 2019).

Assim, o enfermeiro é um dos profissionais que podem ser responsabilizados, pois, mesmo que a assistência ao cliente/paciente se dê cada vez mais por meio de uma equipe, de maneira coletiva, a responsabilidade profissional continua sendo individual (Oguisso; Schmidt, 2019).

O Código de Ética dos Profissionais de Enfermagem (Cepe-2017), do Conselho Federal de Enfermagem (Cofen), preceitua como dever do profissional responsabilizar-se por falta cometida em suas atividades profissionais, independentemente de ter sido praticada de forma individual ou em equipe, por imprudência, imperícia ou negligência (Cofen, 2017b).

O Cepe-2017 destaca, em seu art. 24, que é dever do profissional de enfermagem exercer a profissão com justiça, compromisso, equidade, resolutividade, dignidade, competência, responsabilidade, honestidade e lealdade, tendo ainda o dever de prestar assistência de enfermagem livre de danos decorrentes de imperícia, imprudência ou negligência (Cofen, 2017b).

Trata-se de princípios de proteção ao cliente/paciente. O código reitera, em seu art. 47, que o profissional deve denunciar aos órgãos competentes ações e procedimentos de membros da equipe de saúde quando houver risco de danos decorrentes de imperícia, imprudência ou negligência ao paciente, visando à proteção da pessoa, da família e da coletividade. Ademais, deve prestar assistência de enfermagem promovendo qualidade de vida à pessoa e à família no processo de nascer, viver, morrer e luto (Cofen, 2017b).

Além disso, o exercício profissional tem implicações no Código Penal e no Código das Contravenções Penais, os quais estabelecem limites da licitude (Oguisso; Schmidt, 2019).

Nos arts. 70 e 72 do Cepe-2017, mencionam-se, de forma expressa, crimes e contravenções penais e, ainda, amplia-se a análise da postura do profissional, independentemente do ambiente em que estiver (Mattozinho, 2020). Vejamos:

> Art. 70. Utilizar dos conhecimentos de enfermagem para praticar atos tipificados como crime ou contravenção penal, tanto em ambientes onde exerça a profissão, quanto naqueles em que não a exerça, ou qualquer ato que infrinja os postulados éticos e legais.
>
> [...]

Art. 72. Praticar ou ser conivente com crime, contravenção penal ou qualquer outro ato que infrinja postulados éticos e legais, no exercício profissional. (Cofen, 2017b)

O art. 5º da Constituição Federal consagra a vida como o bem maior, o mais importante direito fundamental do ser humano. Segundo as normas penais que têm um vínculo direto com a atividade executada pela enfermagem, podemos elencar os crimes contra a vida indicados na figura a seguir.

Figura 3.2 – Crimes contra a vida

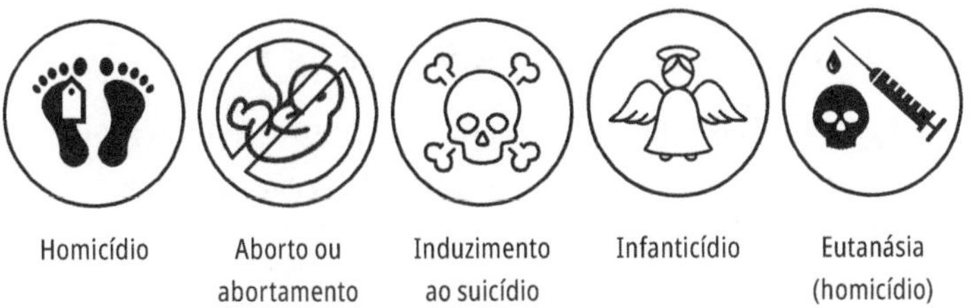

| Homicídio | Aborto ou abortamento | Induzimento ao suicídio | Infanticídio | Eutanásia (homicídio) |

popcic, PiconsMe, Polina Tomtosova, valeriya kozoriz e REVector/Shutterstock

E podem ocorrer acidentes na execução da atividade profissional de enfermagem? Claro que sim! Todos os profissionais de enfermagem estão sujeitos a se envolver em erros na administração de medicamentos ou na restrição ou vigilância inadequada ao paciente, causando quedas de leito, maca ou cadeira de rodas etc. O comprometimento e a extensão dos danos causados podem ser enquadrados no Código Penal e no Código das Contravenções Penais, os quais estabelecem os limites da legitimidade.

Por exemplo, o crime de **lesão corporal** está previsto no art. 129 e seguintes do Código Penal e consiste em ofender a integridade corporal ou a saúde de outrem; caso o crime resulte da inobservância de regra técnica da profissão, há a possibilidade de aumento de pena. Esse é um tipo penal que frequentemente pode ocorrer na prestação de serviço pela enfermagem, como no caso de se administrar um medicamento por via errada, o que pode provocar danos à saúde do paciente (Mattozinho, 2020).

Outro crime considerado contra a vida é o de **periclitação da vida e da saúde**, descrito do art. 130 ao art. 136 do Código Penal. Vejamos:

Perigo de contágio venéreo

Art. 130. Expor alguém, por meio de relações sexuais ou qualquer ato libidinoso, a contágio de moléstia venérea, de que sabe ou deve saber que está contaminado:

[...]

Perigo de contágio de moléstia grave

Art. 131. Praticar, com o fim de transmitir a outrem moléstia grave de que está contaminado, ato capaz de produzir o contágio:

[...]

Abandono de incapaz

Art. 133. Abandonar pessoa que está sob seu cuidado, guarda, vigilância ou autoridade, e, por qualquer motivo, incapaz de defender-se dos riscos resultantes do abandono:

[...]

Exposição ou abandono de recém-nascido

Art. 134. Expor ou abandonar recém-nascido, para ocultar desonra própria:

[...]

Omissão de socorro

Art. 135. Deixar de prestar assistência, quando possível fazê-lo sem risco pessoal, à criança abandonada ou extraviada, ou à pessoa inválida ou ferida, ao desamparo ou em grave e iminente perigo; ou não pedir, nesses casos, o socorro da autoridade pública:

[...]

Condicionamento de atendimento médico-hospitalar emergencial

Art. 135-A. Exigir cheque-caução, nota promissória ou qualquer garantia, bem como o preenchimento prévio de formulários administrativos, como condição para o atendimento médico-hospitalar emergencial:

[...]

Maus-tratos

Art. 136. Expor a perigo a vida ou a saúde de pessoa sob sua autoridade, guarda ou vigilância, para fim de educação, ensino, tratamento ou custódia, quer privando-a de alimentação ou cuidados indispensáveis, quer sujeitando-a a trabalho excessivo ou inadequado, quer abusando de meios de correção ou disciplina:

[...] (Brasil, 1940)

Muitos outros crimes podem envolver o profissional de enfermagem, como crimes contra a liberdade individual, crimes contra a saúde pública, crime de falsidade ideológica etc. (Oguisso; Schmidt, 2019).

Destacamos que diversas falhas cometidas por profissionais de enfermagem durante a atuação profissional são comunicadas somente após a comprovação de que ocorreu um dano ao paciente, o que dificulta a discussão crítica para que possam ser implementadas medidas de prevenção e educação (Coli; Anjos; Pereira, 2010).

O que é relevante mencionar é que os profissionais devem conhecer o Cepe-2017, que proíbe a execução de atividades que não sejam da competência técnica ou legal do profissional de enfermagem, como provocar aborto ou cooperar em prática destinada a interromper a gestação, exceto nos casos permitidos pela legislação vigente (Cofen, 2017b).

O Cepe-2017 ainda coíbe o profissional de promover ou participar de prática destinada a antecipar a morte da pessoa, bem como veda ao profissional administrar medicamentos sem conhecer indicação, ação da droga, via de administração e potenciais riscos, respeitados os graus de formação do profissional (Cofen, 2017b).

Assim, para finalizarmos este tema, é de extrema importância que o profissional de enfermagem conheça as leis vigentes e principalmente seu código de ética, o qual inclui direitos, deveres e proibições pertinentes à conduta ética dos profissionais de enfermagem.

A seguir, vamos nos aprofundar um pouco mais nas leis, decretos e resoluções referentes ao exercício da enfermagem.

3.3 Leis, decretos e resoluções para o exercício da enfermagem

Primeiramente, devemos destacar a **Lei n. 5.905, de 12 de julho de 1973**, que cria o Conselho Federal de Enfermagem (Cofen) e os Conselhos Regionais de Enfermagem (Corens), órgãos que disciplinam o exercício da profissão de enfermeiro e das demais profissões compreendidas nos serviços de enfermagem (Brasil, 1973).

Também merece menção a **Lei n. 7.498, de 25 de junho de 1986**, a qual dispõe sobre a regulamentação do exercício da enfermagem, definindo o que são enfermeiros, o que são técnicos de enfermagem, o que são auxiliares de enfermagem e o que são parteiras (Brasil, 1986). Ainda no mesmo governo, foi publicado o Decreto n. 94.406, de 8 de junho de 1987, que regulamentou a Lei n. 7.498/1986.

Anos depois, foi publicada a **Lei n. 8.967, de 28 de dezembro de 1994**, a qual alterou a redação do parágrafo único do art. 23 da Lei n. 7.498/1986, que ficou assim: "É assegurado aos Atendentes de Enfermagem, admitidos antes da vigência desta lei, o exercício das atividades elementares da Enfermagem, observado o disposto em seu artigo 15" (Brasil, 1994).

Na sequência, foi aprovada a **Resolução Cofen n. 358, de 15 de outubro de 2009**, que

> dispõe sobre a Sistematização da Assistência de Enfermagem (SAE) e a implementação do Processo de Enfermagem (PE), também denominada Consulta de Enfermagem (CE) em ambientes públicos ou privados, em que ocorre o cuidado profissional de Enfermagem, e dá outras providências. (Cofen, 2009)

Do ano seguinte destacamos a **Resolução Cofen n. 370, de 3 de novembro de 2010**, a qual dispõe sobre o código de processo ético-disciplinar dos conselhos de enfermagem (Cofen, 2010).

Posteriormente, por meio da **Resolução n. 564, de 6 de novembro de 2017**, o Cofen aprovou o novo Código de Ética dos Profissionais de Enfermagem (Cepe-2017), o qual trata de princípios, direitos, deveres e proibições, infrações e penalidades pertinentes ao profissional de enfermagem (Cofen, 2017b).

Figura 3.3 – Leis relacionadas à enfermagem

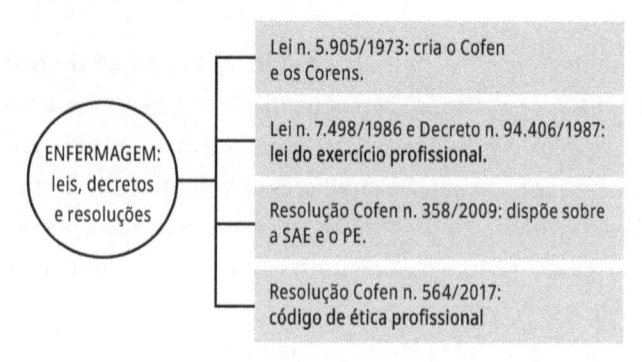

ENFERMAGEM: leis, decretos e resoluções
- Lei n. 5.905/1973: cria o Cofen e os Corens.
- Lei n. 7.498/1986 e Decreto n. 94.406/1987: lei do exercício profissional.
- Resolução Cofen n. 358/2009: dispõe sobre a SAE e o PE.
- Resolução Cofen n. 564/2017: código de ética profissional

A seguir, abordaremos brevemente os códigos de ética de enfermagem que já existiram e, especificamente, a Resolução n. 564/2017, que trata do Cepe-2017.

3.4 Códigos de ética de enfermagem e Resolução n. 564/2017

Depois de o Conselho Internacional de Enfermeiros (CIE) aprovar, em 1953, o primeiro código de ética para enfermeiras, iniciou-se, no Brasil, a elaboração de um código de ética de enfermagem brasileiro, por intermédio da Associação Brasileira de Enfermagem (ABEn) (Oguisso; Schmidt, 2019).

A seguir, acompanhe a história da criação dos códigos de ética na área da enfermagem.

Primeiro código de ética de enfermagem: 1958

Em 1958, foi publicado o primeiro código de ética de enfermagem. O seu art. 1º estabelecia que "a responsabilidade fundamental do enfermeiro é servir a pessoa humana, zelando pela conservação da vida, aliviando o sofrimento e promovendo a saúde, em coordenação de esforços com os membros das profissões afins" (Oguisso; Schmidt, 2019, p. 66).

Segundo código de ética de enfermagem: 1975

Em 1975, o Cofen aprovou o Código de Deontologia de Enfermagem (CDE), o primeiro do Conselho, mas que só foi publicado no *Diário Oficial da União* em 1976, o que faz com que algumas citações se refiram ao ano de 1975 e outras ao ano de 1976. O termo *deontologia* é justificado no preâmbulo do referido código: "os deveres norteiam o Homem e sua trajetória existencial" (Cofen, 1976). O documento ainda considera que, "quando o ser humano se apresenta sob as vestes de um profissional, os deveres são normas de conduta que orientam o exercício de suas atividades, nas relações dos profissionais entre si, com seus clientes e com a comunidade" (Cofen, 1976).

Terceiro código de ética de enfermagem: 1993

Em 1993, o Cofen aprovou o Código de Ética dos Profissionais de Enfermagem (Cepe-1993). Esse código foi criado para ser aplicado por todos os Corens, e sua primeira grande modificação foi quanto à denominação *Profissionais de Enfermagem*, estendendo-se o código a todas as categorias profissionais.

Entre os princípios fundamentais, o código incluiu o respeito à vida, à dignidade e aos direitos do ser humano (Oguisso; Schmidt, 2019).

Quarto código de ética de enfermagem: 2000

Em 2000, o Cofen aprovou um novo código, porém houve apenas uma pequena reformulação, uma emenda supressiva, com a exclusão do art. 69, que estipulava ser proibido "Fazer publicidade de medicamentos ou outro produto farmacêutico, instrumental, equipamento hospitalar, valendo-se de sua profissão, exceto com caráter de esclarecimento e de educação da população" (Cofen, 1993).

Quinto código de ética de enfermagem: 2007

Em 2007, um novo código de ética foi aprovado pelo Cofen, o qual revogou o código anterior e trouxe importantes alterações. O novo documento tinha 33 artigos a mais e contemplava vários aspectos que não constavam em códigos anteriores, além de outros que foram detalhados ou reformulados (Oguisso; Schmidt, 2019).

No código de ética de 2007, foi incluído um preâmbulo, no qual constam os princípios fundamentais da enfermagem: "prestação de serviços à pessoa, à família e à coletividade, no seu contexto e circunstâncias de vida" (Cofen, 2007).

Outra mudança ocorreu quanto à anotação de enfermagem, totalmente ausente nos códigos anteriores. No código de 2007, passou a ser considerada não apenas um dever e uma responsabilidade, mas também um direito, em um total de seis artigos sobre o tema (Oguisso; Schmidt, 2019).

Além disso, o texto apresentou um capítulo novo, que abrangia os arts. 86 a 102, tratando especificamente de ensino, pesquisa e produção técnico-científica, a fim de destacar que o profissional atuante em docência também realiza pesquisa e outras atividades de extensão universitária (Cofen, 2007).

Código de ética de enfermagem atual: 2017

Passados dez anos, a Resolução n. 564/2017 aprovou o Cepe-2017, o qual entrou em vigor em 2018 e apresenta 119 artigos. Seu texto está dividido conforme indica a figura a seguir.

Figura 3.4 – Organização do Cepe-2017

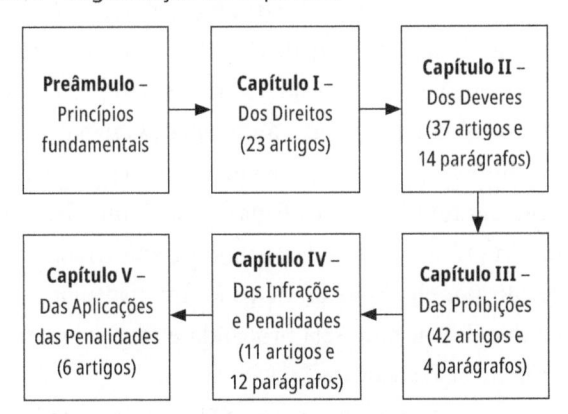

```
[Preâmbulo – Princípios fundamentais] → [Capítulo I – Dos Direitos (23 artigos)] → [Capítulo II – Dos Deveres (37 artigos e 14 parágrafos)]

[Capítulo V – Das Aplicações das Penalidades (6 artigos)] ← [Capítulo IV – Das Infrações e Penalidades (11 artigos e 12 parágrafos)] ← [Capítulo III – Das Proibições (42 artigos e 4 parágrafos)]
```

Como destaque, o texto inicial da Resolução n. 564/2017 faz referência a postulados internacionais, como a Declaração Universal dos Direitos Humanos, a Convenção de Genebra da Cruz Vermelha, o Código de Ética do Conselho Internacional de Enfermeiros (CIE), o Estatuto da Criança e do Adolescente, o Estatuto do Idoso, a Lei Maria da Penha, os direitos das pessoas portadoras de transtornos mentais e dispositivos sobre as condições para promoção, proteção e recuperação da saúde, entre outros (Oguisso; Schmidt, 2019).

No art. 6º do Cepe-2017, houve a inclusão do direito do profissional de aprimorar seus conhecimentos técnico-científicos, ético-políticos, socioeducativos, históricos e culturais que dão sustentação à prática profissional (Cofen, 2017b).

Não menos relevante foi a inclusão, no art. 42, parágrafo único, do dever de o profissional respeitar as diretivas antecipadas da pessoa no que concerne às decisões sobre cuidados e tratamentos que deseja ou não receber no momento que estiver incapacitada de expressar, livre e autonomamente, suas vontades (Cofen, 2017b).

Segundo Nunes, Santos e Miname (2017), o conceito das diretivas antecipadas da vontade (DAV) emergiu em resposta ao avanço tecnológico e ao tratamento médico agressivo em caso de prognóstico ruim. Desse modo, ainda quando tem competência para decidir sobre o cuidado, previamente o paciente realiza uma declaração das diretivas antecipadas de sua vontade, momento em que é informada sua preferência ou é autorizada outra pessoa a decidir por ele. Essas diretivas foram instituídas para que a autonomia do paciente seja protegida e respeitada depois de perder sua capacidade de decidir.

Outro aspecto relevante é a abordagem do assédio moral. O art. 83 do Cepe-2017 inclui entre as proibições:

> Art. 83. Praticar, individual ou coletivamente, quando no exercício profissional, assédio moral, sexual ou de qualquer natureza, contra pessoa, família, coletividade ou qualquer membro da equipe de saúde, seja por meio de atos ou expressões que tenham por consequência atingir a dignidade ou criar condições humilhantes e constrangedoras. (Cofen, 2017b)

De acordo com Hagopian, Freitas e Baptista (2017), o assédio costuma ser o mau uso ou o abuso de autoridade, situação que dificulta a defesa da vítima. Assim, na maioria dos casos, a vítima sofre em silêncio com medo de perder o emprego e, se ela recorre à justiça, sujeita-se à degradação dos efeitos desse fenômeno, pois terá de provar os fatos ocorridos diante do assediador e de outras testemunhas. Dessa forma, o assédio moral é considerado uma espécie de violência perversa contra a dignidade ou integridade psíquica e física de uma pessoa, ameaçando seu emprego.

Por fim, é obrigação de todo profissional de enfermagem ler e conhecer o Cepe. Exercendo a profissão com competência, excelência, conhecimento, dedicação e eficiência, terá cumprido o dever social e ético de consolidar o grande papel da enfermagem na sociedade (Oguisso; Schmidt, 2019).

A seguir, veremos os desafios ético-legais e profissionais da enfermagem nos tempos atuais.

3.5 Desafios ético-legais e profissionais na enfermagem

Quando o tema é ética, diariamente surgem novos desafios, caracterizados por problemas e situações que exigem análise criteriosa e tomada de decisão. Cada indivíduo carrega singularidades culturais, religiosas, tradições, formas de pensar a política e princípios éticos (Oguisso; Schmidt, 2019).

A vida humana está em constante transformação, principalmente pela rapidez dos avanços científicos e tecnológicos, o que faz com que surjam ambiguidades morais relativas ao seu desenvolvimento, exigindo que o processo seja acompanhado por estudos que visem à melhor interpretação do que está ocorrendo (Vieira; Rosa, 2017).

Vamos, agora, destacar alguns desafios e dilemas ético-legais enfrentados pelo profissional da enfermagem.

3.5.1 Desafios éticos e bioéticos

É imprescindível debater os problemas que emergem com o avanço da ciência e com o crescimento da consciência dos indivíduos sobre o impacto das escolhas éticas, pois as injustiças crescem na medida em que o ser humano, como sujeito moral, não é considerado (Oguisso; Schmidt, 2019).

A **bioética de fronteira** é assim denominada por Berlinguer (2003) como a ética interessada em atitudes morais relacionadas às situações que emergem do desenvolvimento e do progresso da ciência contemporânea, como no caso de transplante de órgãos, fonte e uso de células-tronco etc.

O mesmo autor chama de **bioética do cotidiano** a ética ligada às condições de caráter persistente dos seres humanos, como reflexões morais sobre nascimento, relações de gênero, morte e doença, entre outras (Berlinguer, 2003).

Já Garrafa e Porto (2003) denominam de **bioética de situações persistentes** aquela que se relaciona com a historicidade das condições que persistem na sociedade desde a Antiguidade, como a exclusão social, o racismo, a discriminação de mulheres, o aborto, a eutanásia e o abandono de crianças e idosos.

Para os mesmos autores, a **bioética das situações emergentes** diz respeito às questões decorrentes do grande desenvolvimento tecnológico e científico observado nos últimos 50 anos, como os avanços em técnicas de reprodução, engenharia genética e transplante de órgãos e tecidos (Garrafa; Porto, 2003).

Para o encaminhamento de uma decisão prática, o profissional de enfermagem deve ponderar sobre o referencial teórico da ética/bioética, levando sempre em conta a evolução da sociedade, os conceitos morais e o desenvolvimento da ciência e da tecnologia (Oguisso; Schmidt, 2019).

3.5.2 Desafios legais

Um dos grandes desafios enfrentados pelos profissionais da enfermagem relaciona-se com a Lei n. 12.842, de 10 de julho de 2013, que dispõe sobre o exercício da medicina no Brasil (Brasil, 2013a). De acordo com essa lei, conhecida como Lei do Ato Médico, há graves empecilhos ao exercício de outras profissões da área da saúde, as quais já se encontravam legalmente regulamentadas (Oguisso; Schmidt, 2019). Isso porque, além de regulamentar o exercício da medicina, a lei monopoliza todas as atividades ligadas à promoção da saúde e à prevenção de doenças, as quais já eram realizadas por outras profissões constituídas.

A Lei do Ato Médico, desde a sua implementação, gerou grandes discussões, pois intensificou conflitos que já existiam entre algumas profissões da saúde e causou uma considerável polarização entre entidades desse campo no sentido de tentar resguardar os limites de atuação das profissões concernentes (Tenório; Oliveira; Morais, 2022).

Como exemplo, a Lei n. 12.842/2013 assegura que apenas o médico pode diagnosticar sinais e sintomas, conforme determina seu art. 4º, parágrafo 1º, inciso II, no qual estão elencadas as atividades privativas do médico. No entanto, outros profissionais de saúde também podem diagnosticar sinais e sintomas em sua área de atuação (Brasil, 2013a).

Caso o diagnóstico fosse exclusividade médica, ocorreria um reducionismo em relação a outras possibilidades diagnósticas e, assim, o paciente ficaria limitado às condições de morbidade sem que fossem consideradas outras ações de intervenção possíveis, como o uso de terapias complementares ou alternativas (acupuntura, florais, antroposofia, fitoterapia, *reiki* etc.). É importante considerar que, em virtude do alto custo da terapia convencional, muitos usuários dos serviços de saúde buscam métodos diversos, seja para fugir de efeitos colaterais e possíveis riscos, seja para evitar os gastos excessivos exigidos para o tratamento (Oguisso; Schmidt, 2019).

Em 2006, o Ministério da Saúde publicou a Portaria n. 971, de 3 de maio, a qual permitiu que profissionais não médicos exercessem a atividade de acupuntura nos serviços do Sistema Único de Saúde (SUS). Essa foi uma importante regulamentação de equipes multiprofissionais que tinham competência para tal atuação (Brasil, 2006b).

Outro desafio para o campo da enfermagem foi o Projeto de Lei n. 4.930/2016, que propunha a alteração da Lei n. 7.498/1986, para incluir a "obrigatoriedade da realização de exame de suficiência para obtenção de registro profissional" (Brasil, 2016). No entanto, o referido projeto foi arquivado em 2019.

Podemos afirmar que a intenção é melhorar a qualidade da assistência de enfermagem prestada à população e combater o ensino de má qualidade, de modo que a aprovação em exame de suficiência constituiria requisito obrigatório para o exercício profissional da enfermagem.

Silva e Cabral (2018), por outro lado, ponderam que o perfil do corpo de trabalhadores de enfermagem é marcado pelas desigualdades e iniquidades desde a busca pela formação até a colocação no mercado de trabalho. Assim, ao se imputar essa responsabilização ao indivíduo, consequentemente acentuaria ainda mais a injustiça social.

3.5.3 Dilemas ético-legais

Os profissionais da saúde têm sentido de perto os reflexos dos avanços tecnológicos em seu modo de pensar e agir, os quais fazem com que esses profissionais busquem alternativas para um atendimento voltado para a qualidade de vida, a cidadania e o viver em plenitude do paciente (Oguisso; Schmidt, 2019).

Ao longo dos anos, percebemos que o agir ético do profissional de enfermagem vem se tornando tema de extrema relevância para trabalhadores, instituições e usuários dos serviços de saúde (Pires et al., 2016).

Sabemos que o processo de cuidar em enfermagem inclui agentes de várias categorias em constante interação, desenvolvendo ações de caráter interdisciplinar, o que enriquece e qualifica o fazer. Porém, também gera os mais variados conflitos, inclusive de natureza ética (Oguisso; Schmidt, 2019).

Conforme apresentado na Primeira Conferência de Enfermagem, realizada em 2016, em Florianópolis, Santa Catarina, as iatrogenias (ações de descuidado) cometidas pelos trabalhadores, o exercício ilegal da profissão e os problemas nas relações interpessoais estão entre os principais motivos que levam à abertura de processos éticos em desfavor do profissional de enfermagem (Pires et al., 2016).

Na atualidade, os usuários de saúde têm maior consciência de seus direitos e deveres, questionando a atenção recebida. O profissional sempre deve considerar a repercussão das novas tecnologias na saúde de acordo com a perspectiva ética. A alteridade (capacidade de se colocar no lugar do outro) deve ser uma constante, e a atuação deve acontecer com tolerância e respeito (Oguisso; Schmidt, 2019).

Considerando que a maioria dos fatos que dão origem a processos éticos pode ser evitada, reforçamos a ideia de que esses debates na formação profissional (nível médio e graduação) e na educação permanente são o caminho para o aprimoramento profissional e para um agir ético, seguro e de qualidade (Pires et al., 2016).

A enfermagem tem um papel muito importante no desempenho dos serviços de saúde, pois é responsável pela assistência de enfermagem em si e também pela organização, manutenção e coordenação das operações de diversos ambientes terapêuticos, vindo a exercer a articulação do trabalho dos diversos profissionais de saúde (Pires et al., 2016).

Esse protagonismo nos serviços de saúde implica grandes desafios para a profissão, ou seja, para que os profissionais possam conquistar uma maior valorização profissional, necessariamente devem ter um forte compromisso e responsabilidade com a prestação de cuidados de enfermagem seguros e de qualidade para pessoas, famílias e comunidades (Pires et al., 2016).

Oguisso e Schmidt (2019) destacam que, no campo profissional, a prática da prescrição ainda é o grande desafio para os enfermeiros. Para que isso aconteça, é necessário que os profissionais estejam cada vez mais preparados, com aprofundamento nos estudos na área farmacológica, de modo a se capacitarem nessa competência.

Por fim, podemos afirmar que os cuidados de enfermagem seguros e de qualidade devem nortear a construção de instrumentos e práticas inovadoras que impactem positivamente a ética e o desempenho dos serviços (Pires et al., 2016).

Na prática

É de suma importância que tenhamos pleno conhecimento do exercício profissional da enfermagem. O enfermeiro deve ser sabedor de suas responsabilidades, direitos e deveres e conhecer as normas e legislações que norteiam sua atividade para, assim, desempenhar com excelência, eficiência, prudência e perícia seu trabalho em benefício do paciente.

Faça uma pesquisa na internet e busque a expressão *notícias de erros cometidos pela enfermagem*. Depois:

- Leia três reportagens e procure fazer conexões com o que vimos até o momento.
- Responda: Esse tema é relevante? Quais ligações podem ser feitas com a legalidade que ampara o exercício profissional de enfermagem?

Em seguida, acesse o *site* da Biblioteca Virtual de Saúde em Enfermagem (BVS), disponível em <https://bvsenfermeria.bvsalud.org/pt/brasil/>, e digite *erros de enfermagem*. Verifique quantas pesquisas já foram realizadas acerca do tema.

Síntese

Neste terceiro capítulo, tratamos de temas relacionados à legislação em enfermagem, examinando a hierarquia das normas penais e éticas e das leis e decretos do exercício da enfermagem, o código de ética e os desafios legais e profissionais na área.

Você deseja atuar nessa área? Estude! Para exercer a profissão de enfermagem, precisamos "saber pensar" para "saber fazer" e, por fim, "saber agir"!

O saber traduzido em conhecimento nos torna capazes de cuidar dos pacientes com competência e excelência e, antes de tocarmos em uma vida, precisamos conhecer a legalidade de nossa atuação.

Capítulo 4
Moral, ética e bioética em saúde e enfermagem

Vitor Mocelin Zacarkim

No processo evolutivo da profissão de enfermagem, o cuidado ao enfermo era primeiramente realizado por leigos, religiosos e irmãs de caridade. Com o passar do tempo, impulsionado por mudanças sociais, políticas, científicas e tecnológicas, o cuidado adquiriu embasamento e hoje é executado de acordo com uma sistematização e uma aplicação de conhecimentos próprios ou oriundos de outras ciências.

Paralelamente ao desenvolvimento da enfermagem, nossa sociedade passou pelo processo de globalização, caracterizado pela rápida expansão econômica e política. Além disso, o último século foi marcado por mudanças que incluem o surgimento de saberes nas áreas da ciência e da tecnologia, especialmente na saúde.

Entre os marcos nas áreas de saúde e biociências no século XX, podemos citar a descoberta do genoma humano, o desenvolvimento de novos fármacos, o transplante de órgãos, a invenção de novas técnicas cirúrgicas, a criação de equipamentos de suporte à vida, entre outros. Apesar desses avanços terem importância extrema para o tratamento de patologias e para o bem-estar humano, o surgimento de novas tecnologias também impulsionou debates a respeito dos potenciais impactos da rápida expansão da ciência.

Nesse contexto, a bioética surgiu da necessidade de um elo entre a ética e as ciências da saúde, problematizando dilemas e possíveis impactos da ciência na sociedade e na dignidade humana. Uma vez que o enfermeiro é um profissional comprometido com o cuidado com a saúde do indivíduo, da família e da coletividade em diferentes situações, torna-se fundamental obter conhecimentos aplicados à ética e à bioética. Por esse motivo, este capítulo tem por objetivo apresentar o contexto histórico do surgimento da bioética, seus princípios, seus objetivos e sua aplicabilidade na enfermagem.

4.1 Moral, ética e sociedade

A interação do homem com o meio social acontece desde os primórdios da humanidade, o que faz surgir reflexões a respeito do comportamento humano, dos valores e dos ideais e influencia a convivência em sociedade.

Na Grécia Antiga, berço da filosofia, o estudo da conduta humana foi alvo de interesse de inúmeros pensadores, incluindo Sócrates, Platão e Aristóteles. Tais filósofos associavam a ética à harmonia entre cidadãos em sociedade. Nesse cenário, apareceu o termo grego *ethos*, relativo à moral e à cidadania, no âmbito de discussões que visavam à organização e ao equilíbrio da cidade-Estado. Posteriormente, esse termo grego deu origem à palavra *ética*, relativa à reflexão sobre o comportamento humano, seus hábitos, suas atitudes e seus costumes (Camps, 2017; Jorge Filho, 2017; Lopes, 2014; Egg, 2009).

Além de ser pauta de reflexões e discussões, o comportamento humano e o julgamento do "bem e mal" e do "certo e errado" foi historicamente atribuído às normas e regras de conduta, dando origem às leis, que, por sua vez, regem, controlam e norteiam as ações e os princípios do homem e seu convívio em sociedade. Para organizar e uniformizar a cultura e o comportamento humano em família e na sociedade, por volta de 1772 a.C., na Mesopotâmia, surgiu o primeiro sistema escrito de leis: o Código de Hamurabi (Oguisso; Schmidt, 2019).

Diante desses antecedentes, atualmente ética e moral são conceitos que se tornaram fundamentais para qualquer cidadão.

Muitas pessoas acreditam que são palavras sinônimas, mas, a despeito de suas semelhanças e do enfoque no comportamento e nos valores humanos, são termos distintos. É de suma relevância diferenciá-los, uma vez que a compreensão de valores, atitudes e comportamentos adequados é de extrema importância, especialmente para profissionais de enfermagem.

4.1.1 Conceito de moral

Moral é uma palavra derivada etimologicamente de *mores*, termo latino relacionado à ideia de "costumes". Hoje, a moral representa um grupo de valores, normativas e comportamentos aceitos por determinado coletivo, comunidade ou sociedade. É adquirida pelo sujeito com base em suas vivências, experiências e aprendizados pessoais e influenciada por aspectos culturais, regionais, sociais e religiosos. Dessa forma, uma conduta moralmente aceita refere-se a um comportamento que esteja em concordância com valores, costumes e hábitos consentidos ou aprovados por determinada coletividade (Jorge Filho, 2017; Lopes, 2014).

Para facilitar a compreensão desse termo, vamos citar alguns exemplos. Suponha que um indivíduo seja abordado por uma idosa, que pede seu auxílio para levantar uma caixa de compras. Esse indivíduo pode optar por ajudá-la ou não. Todavia, baseado na moral, ele pode refletir e optar por ajudá-la.

A moral pode ser variável de acordo com a cultura ou o grupo analisado. A poligamia, por exemplo, é legal e permitida em diversos países africanos e do Oriente Médio, entretanto é considerada imoral por muitos em nossa sociedade. Outro fator de variabilidade da moral é a época do fato ou acontecimento do comportamento. Antigamente, a mulher que buscava trabalho fora de casa poderia ser considerada imoral, pois naquela época se acreditava que a função exclusiva da mulher era cuidar da casa e da família. Hoje, após uma série de mudanças culturais e sociais, esse comportamento passou a ser aceito em nossa sociedade.

4.1.2 Conceito de ética

A palavra *ética* tem sua etimologia no grego *ethos*. É caracterizada pela reflexão crítica e pela análise de comportamentos, valores, atitudes e princípios humanos que são fundamentais à moralidade. Com a aplicação da ética, também chamada de *filosofia da moral*, podemos analisar possíveis dilemas e conflitos resultantes de determinada conduta humana em nível universal. Dessa maneira, por intermédio dos fundamentos da ética, podemos analisar se determinada atitude é "correta ou incorreta" ou se é "boa ou má" (Jorge Filho, 2017; Lopes, 2014).

Vamos supor que um enfermeiro brasileiro realize um trabalho de voluntariado em um país subdesenvolvido. Em determinadas regiões africanas ou asiáticas, o casamento infantil, especialmente de meninas menores de idade, é uma prática comum. Logo, esses comportamentos são considerados moralmente comuns e aceitos pelos grupos locais, embora não sejam eticamente corretos. Diante dessa situação, caso o enfermeiro, em seu ambiente de trabalho, presencie essa situação ao atender uma família e tente impedi-la ou contrariá-la, agirá de maneira correta eticamente, porém sua conduta poderá contrariar a moral daquele grupo.

4.2 Bioética e seus princípios históricos

Com os avanços sociais, culturais e políticos, a ética passou a se dedicar à fundamentação e ao estudo das condutas humanas em diferentes contextos sociais. Séculos após as primeiras contribuições de sociedades antigas no campo da ética, apareceu a bioética, uma nova área da ética aplicada. A palavra *bioética* é derivada dos termos *bios* (vida) e *ethos* (ética) e surgiu da necessidade de uma área que analisasse os dilemas pertinentes ao rápido avanço da ciência e da tecnologia, especialmente na área da saúde (Jorge Filho, 2017).

O rápido expansionismo da ciência acarretou inúmeros benefícios para o tratamento e a cura de patologias e, consequentemente, promoveu o aumento da expectativa de vida e do bem-estar e conforto humanos. Todavia, essa produção acelerada de conhecimento e de tecnologias em saúde também trouxe inúmeros impactos negativos para a sociedade, sobretudo no século XX. Nesse sentido, na enfermagem contemporânea, marcada pelo surgimento de novas técnicas e tecnologias, do enfermeiro se espera, além do domínio de recursos e da participação na equipe de saúde, que seja um "competente profissional-cidadão responsável por suas ações, capaz de perceber no ser cuidado um sujeito do autocuidado e da preservação do seu meio ambiente" (Viana Silva; Figueiredo, 2010).

Tendo em vista a importância do enfermeiro como um profissional de saúde que leve em consideração o respeito, a humanização, a ética e os valores humanos, torna-se fundamental a abordagem dos principais eventos que marcaram a história da bioética. É isso o que veremos na sequência.

4.2.1 Princípios históricos da bioética

Atribuem-se ao estadunidense Van Rensselaer Potter o desenvolvimento e a disseminação de conceitos e preceitos da bioética em nossa sociedade. Potter foi um bioquímico e oncologista que trabalhou na Universidade de Wisconsin, nos Estados Unidos. Em suas obras, questionava o rápido desenvolvimento da ciência e da medicina e seus potenciais impactos para o homem e para a sociedade. Nesse sentido, difundia a bioética como um novo campo capaz de promover o desenvolvimento científico pautado em valores éticos, por meio do elo entre os valores humanos e a ciência (Santos, 2017; Silva; Portela, 2017; Franco et al., 2014; Lopes, 2014).

As pesquisas que envolviam seres humanos desenvolvidas por médicos nazistas na Alemanha durante a Segunda Guerra Mundial (1939-1945) correspondem a um dos principais fatos históricos que culminaram no surgimento da bioética. Entre as pesquisas abusivas realizadas nessa época, podemos citar a exposição à radiação para estudo da infertilidade; a exposição a extremos térmicos com a permanência prolongada de seres humanos em tanques com gelo; a exposição em câmaras com gases ou em baixa pressão, entre outros. Além de culminarem em dor, sofrimento e muitas vezes morte, uma das principais controvérsias dessas pesquisas é que elas eram feitas com pessoas em campos de concentração, sem que houvesse consentimento e liberdade de escolha, caracterizando-se como pesquisas abusivas realizadas mediante força bruta (Jadoski et al., 2017; Santos, 2017; Veatch, 2014).

> Para maior compreensão a respeito dos experimentos nazistas e de suas violações aos direitos humanos, convidamos você

> a conhecer a história de Eva Kor, uma vítima do Holocausto, que teve sua história publicada pela BBC News. O artigo retrata as atrocidades cometidas com Eva e seus familiares, bem como suas vivências em experimentos e laboratórios nazistas e sua história de superação pessoal.
>
> BBC NEWS. **Por que uma gêmea que sofreu experimentos de Josef Mengele perdoou os nazistas**. 28 fev. 2020. Disponível em: <https://www.bbc.com/portuguese/internacional-51650996>. Acesso em: 23 mar. 2023.

Posteriormente, com a derrota da Alemanha nesse conflito bélico, ocorreu em Nuremberg o julgamento dos responsáveis pela condução de tais estudos, e a maioria dos condenados por crimes contra à humanidade era de médicos. A partir desse evento, estudiosos evidenciaram que a consciência moral do pesquisador (profissional da saúde) não era suficiente para o controle de aspectos éticos que envolviam o aprimoramento da ciência. Diante dessa situação, surgiu, em 1947, o Código de Nuremberg, documento que definiu os princípios básicos das pesquisas com seres humanos, transferindo a tomada de decisão exclusivamente ao paciente, de modo a respeitar sua liberdade e autonomia (Santos, 2017; Silva; Portela, 2017; Lopes, 2014).

Após a publicação desse código, em 1948, dirigentes políticos motivados pelos recentes impactos da guerra viabilizaram a primeira manifestação internacional da Organização das Nações Unidas (ONU) que abordava o direito básico à liberdade e ao livre-arbítrio, estabelecendo valores básicos da dignidade humana e do respeito da ética universal. Em 1964, com o reconhecimento de lacunas no Código de Nuremberg, foi instituída a Declaração de Helsinque, a qual determinou que a promoção do bem-estar dos pacientes deve nortear profissionais de saúde nas pesquisas clínicas (Santos, 2017; Scholz, 2017; Silva; Portela, 2017).

Embora as pesquisas desenvolvidas pela Alemanha nazista sejam marcadas na história como um exemplo de má condução de estudo clínico que não respeitou a dignidade humana, posteriormente outros estudos também feriram os princípios básicos da bioética. Como exemplo, podemos citar o estudo da sífilis não tratada conduzido na cidade estadunidense de Tuskegee, no estado do Alabama. Esse estudo tinha como objetivo acompanhar o desenvolvimento da doença em cerca de 400 homens negros e ocorreu entre 1932 e 1972. Apesar de a penicilina ter sido descoberta durante a realização desse estudo na década de 1950 e de ser barata e de fácil acesso para o tratamento da sífilis, os pacientes não foram informados sobre esse medicamento, tampouco foi disponibilizado o tratamento (Santos, 2017; Silva; Portela, 2017).

Os acontecimentos históricos mencionados foram retratados nas telas de cinemas. A seguir, apresentamos um quadro com sugestões de filmes que podem ampliar suas reflexões acerca da temática.

Quadro 4.1 – Filmes que abordam pontos históricos da bioética e dos direitos humanos

Filme	Ano	Gênero	Descrição
Julgamento em Nuremberg	1961	Drama/ficção histórica	Retrata o julgamento de quatro juízes alemães acusados de usarem o poder de suas funções para permitir que o nazismo cometesse atrocidades durante a Segunda Guerra Mundial.

(continua)

(Quadro 4.1 – conclusão)

Filme	Ano	Gênero	Descrição
Cobaias	1997	Drama	Aborda a história real ocorrida em Tuskegee durante a epidemia da sífilis nos Estados Unidos. Nessa ocasião, os negros eram participantes de pesquisas não autorizadas, as quais violavam os direitos humanos e os princípios da bioética.
O Julgamento de Nuremberg	2000	Drama	Retrata o tribunal que julgou os oficiais do alto escalão nazista, responsáveis pelos crimes bárbaros cometidos contra a humanidade nos campos de concentração.
O Anjo de Auschwitz	2019	Drama	Acompanha a história de uma parteira polonesa que foi recrutada para auxiliar um médico nazista. Ao descobrir os terríveis experimentos feitos por ele, especialmente em gestantes e crianças, ela se dedicou ao resgate de vítimas.

4.3 Princípios da bioética aplicados à enfermagem

Posteriormente aos impactos éticos causados à dignidade humana decorrentes de pesquisas com seres humanos, como o estudo da sífilis não tratada no Alabama, surgiu a preocupação relativa à temática. Diante dessa repercussão, o governo dos Estados Unidos, por meio de uma comissão de proteção aos direitos de sujeitos de pesquisa, criou, em 1978, o Relatório de Belmont (Jorge Filho, 2017; Santos, 2017).

Com essa publicação, a bioética passou a ser compreendida sob o ponto de vista principalista, ou seja, considerando-se atitudes bioéticas pautadas por princípios. Nesse sentido, o relatório define os princípios da beneficência, da justiça e do respeito na condução de pesquisas clínicas e assistência de saúde. Em 1979, Beauchamp e Childress descreveram a bioética principalista, acrescentando o quarto princípio bioético: a não maleficência (Jorge Filho, 2017; Santos, 2017).

Assim, os experimentos que envolvem seres humanos e a assistência de saúde, sob a ótica da bioética, devem ser pautados na justiça, na beneficência, na não maleficência e no respeito.

Nos tópicos a seguir, descreveremos os princípios da bioética, apresentando exemplos práticos para o enfermeiro no que diz respeito ao agir ético no exercício profissional da enfermagem.

4.3.1 Princípio da justiça

Consiste em agir com equidade, igualdade e justiça no desempenho de cargo ou função. Em outras palavras, ser justo refere-se à qualidade de estar em conformidade com o que é direito. A justiça implica atender de maneira equivalente indivíduos com necessidades iguais e de forma diferenciada os que apresentam maior necessidade (Oguisso; Schmidt, 2019).

Por exemplo, suponha que você seja enfermeiro do setor de triagem de uma Unidade de Pronto Atendimento (UPA). Os serviços desse ambiente são baseados no Protocolo de Manchester, um dos métodos de triagem mais eficazes já criados, pois permite que os atendimentos sejam realizados de forma rápida e eficiente, levando-se em conta a real necessidade dos pacientes. Ou seja, o protocolo visa atender a todos de maneira justa e imparcial, de acordo com a gravidade. Imagine que sua chefia direta lhe solicite que, no ato da triagem, seja priorizado um paciente por conta de sua influência política (o paciente é filho de um vereador do município). Se concordasse com a situação apresentada sem questionar seu supervisor, você estaria infringindo o princípio bioético da justiça.

4.3.2 Princípio da beneficência

O atendimento prestado pelo enfermeiro deve ser capaz de trazer benefícios e bem-estar ao paciente, protegendo-o contra possíveis danos ou malefícios de ordem física, psicológica ou social (Oguisso; Schmidt, 2019).

4.3.3 Princípio da não maleficência

Consiste em não causar mal ou dano ao paciente na assistência de enfermagem, seja por imperícia, imprudência ou negligência. Santos (2017) afirma que, nesse princípio, "abraça-se, de maneira completa, o *primum non nocere* hipocrático", isto é, em primeiro lugar, o profissional não deve causar dano.

4.3.4 Princípio do respeito

Refere-se à compreensão do paciente como um ser autônomo e livre em suas escolhas. Também é conhecido como *princípio da autonomia*, pois se trata de respeitar as decisões e escolhas do paciente no que diz respeito à participação em uma pesquisa ou à submissão a um procedimento ou tratamento. Nesse sentido, o protagonismo do paciente surge, uma vez que ele é responsável pela tomada de decisão em seu processo de saúde e doença (Oguisso; Schmidt, 2019).

Por exemplo, diante da necessidade de realização de uma técnica ou procedimento de enfermagem, o enfermeiro deve informar ao paciente a finalidade do procedimento, seus benefícios e potenciais riscos, cabendo ao paciente aceitar ou não a intervenção proposta.

4.3.5 Outros referenciais para a enfermagem

Oguisso e Schmidt (2019) afirmam que os princípios da bioética são extremamente importantes para quaisquer práticas de saúde. Sem desconsiderar os quatro princípios bioéticos que já listamos, as autoras citam uma publicação do Conselho Internacional de Enfermeiros (CIE) que acrescenta outros princípios éticos norteadores para as práticas de enfermagem, a saber:

- **Princípio da veracidade**: o enfermeiro deve apresentar a qualidade de sempre dizer a verdade ao paciente.
- **Princípio da confidencialidade**: trata-se da garantia do paciente de que as informações que foram confiadas ao enfermeiro serão mantidas em sigilo. Nesse sentido, cabe ao enfermeiro manter em caráter sigiloso as informações obtidas por meio do exercício de sua função.
- **Princípio da fidelidade**: é a confiança estabelecida por meio das relações interpessoais. Dessa maneira, espera-se que o enfermeiro sempre cumpra com sua palavra, honrando seu compromisso de se manter fiel ao paciente.

4.4 Ética e bioética no cuidar em enfermagem

Nas últimas décadas, os avanços técnico-científicos em saúde, especialmente na área da enfermagem, colocaram em pauta situações e conflitos éticos até então inimagináveis. Desse modo, o estudo da ética e da bioética torna-se fundamental para o profissional enfermeiro na resolução de conflitos e na tomada de decisão em face dos dilemas do ofício. Diversas mudanças políticas, sociais, culturais e epidemiológicas impulsionaram o rápido desenvolvimento e a expansão das discussões e práticas relativas à bioética no Brasil e no mundo. Seguindo essa tendência, surge a demanda por profissionais de enfermagem capacitados para o exercício profissional pautado em princípios bioéticos, agindo racional e criticamente em todas as ramificações de atuação (Mascarenhas; Rosa, 2010).

Dilemas éticos relativos ao exercício da enfermagem têm se tornado cada vez mais frequentes e complexos no setor de saúde. À medida que a expansão biotecnológica é acelerada, profissionais da saúde devem se tornar aptos a refletir sobre os potenciais impactos negativos do avanço das biotecnologias. Além disso, devemos pensar no processo de trabalho, uma vez que a assistência de enfermagem tem se mostrado cada vez mais tecnicista e focada na patologia (Mascarenhas; Rosa, 2010).

Viana Silva e Figueiredo (2010) afirmam que, na perspectiva da bioética, o cuidar traz a concepção de que o cuidador, além de conhecimento técnico-científico, deve agir com empatia "pelo ato de cuidar com a responsabilização de sua prática em colocar-se no lugar do outro e de sentir-se cuidado, isto é, transcende a existência do dever de cuidar, prática ensinada em toda a história da enfermagem" (Viana Silva; Figueiredo, 2010, p. 842).

Nessa perspectiva, a enfermagem como ciência do cuidar deve estar atenta para a compreensão do sujeito de maneira mais ampliada, para além de seu processo saúde-doença nas relações interpessoais. Nesse sentido, a visão holística é de extrema importância para o enfermeiro, que deve considerar, para fins do cuidar, a abordagem do indivíduo em sua totalidade. Para isso, além de atentar aos sinais clínicos e sintomas, recomenda-se levar em conta fatores sociais, culturais, psicológicos e espirituais, além da abordagem com a família.

Tendo em vista a relevância de valores, atitudes e reflexões no campo da ética para profissionais que lidam com a vida humana, é essencial que eles desenvolvam habilidades de raciocínio crítico desde a sua formação. O ensino da bioética nos cursos de graduação em Enfermagem possibilita que o futuro enfermeiro adquira valores que contribuirão para a sua competência em lidar com impasses do cotidiano profissional, resultando na melhoria da assistência prestada (Biondo et al., 2018; Almeida et al., 2008).

Embora a bioética tenha importância reconhecida por seu caráter de reflexão diante de problemáticas em saúde, lamentavelmente é comum observarmos sua transgressão em nosso país. A abordagem da ética e da bioética no ensino superior de Enfermagem no Brasil ainda tem se caracterizado pelos aspectos legais da profissão, restringindo-se à deontologia, sem que sejam tratados os valores fundamentais para o exercício profissional do enfermeiro. Tal situação pode provocar impactos na assistência de saúde, incluindo desumanização assistencial, dificuldades na relação enfermeiro-paciente, insegurança e diminuição da qualidade do serviço prestado (Mascarenhas; Rosa, 2010).

Portanto, é fundamental que profissionais e instituições de ensino em enfermagem não meçam esforços em difundir valores e conhecimentos que viabilizem o cuidado pautado na ética e na bioética. Nesse cenário, a inserção adequada e ampliada da bioética na formação do enfermeiro torna-se essencial. Ademais, profissionais de enfermagem devem debater os dilemas relativos à bioética no ambiente de trabalho, permeando discussões que visem à defesa de valores e da dignidade humana.

Vale ressaltar que a consolidação das relações éticas do enfermeiro com o paciente, a família e a comunidade deve ser baseada nos princípios da bioética, incluindo beneficência, justiça, respeito e não maleficência. Essas atitudes viabilizam a superação de conflitos éticos, contribuindo para a formação de um enfermeiro competente e viabilizando o cuidado holístico com excelência.

4.5 Dilemas bioéticos em saúde e enfermagem

Atualmente, a bioética é um campo de estudo interdisciplinar e pluralista, pois abrange e analisa situações relativas ao avanço de diversas biotecnologias e campos da ciência, em diferentes contextos, áreas, disciplinas e ambientes. Entretanto, historicamente, apenas filósofos dedicavam-se ao estudo de questões relacionadas à ética. Com o passar dos séculos, na busca pelo conhecimento e por mudanças sociais, científicas e culturais, a ética e a bioética tornaram-se disciplinas amplamente discutidas pela comunidade. Esses temas passaram a ser debatidos por diferentes grupos, trazendo reflexões acerca de diversos assuntos, sob o ponto de vista de diferentes cidadãos, profissionais, pesquisadores, grupos, entre outros (Oguisso; Schmidt, 2019).

A bioética é um campo de estudo abrangente; embora esteja frequentemente associada à reflexão sobre temas relativos à saúde, trata-se de uma área de maior amplitude. Estuda questões relacionadas à vida e a outros temas de relevância social, como a interação do homem com o meio ambiente e os impactos para a natureza e as gerações futuras. A bioética também contempla questões voltadas às relações entre seres humanos e animais, tal como a assistência veterinária, o bem-estar animal e o uso ético de animais em experimentos científicos. Além disso, questiona o avanço das biotecnologias e seus potenciais malefícios para a sociedade (Sousa Neto et al., 2020; Oguisso; Schmidt, 2019).

Na assistência à saúde, a bioética reflete acerca de dilemas cotidianos nas relações profissional-paciente, em diferentes especialidades de saúde e em diversos ambientes. Nessa perspectiva, conflitos bioéticos podem permear desde a atenção primária em saúde até hospitais que executam procedimentos de maior complexidade. Por esse motivo, seu estudo deve abranger diferentes trabalhadores da saúde, incluindo profissionais da área de enfermagem, medicina, fisioterapia, odontologia, nutrição, farmácia, biomedicina, terapia ocupacional, fonoaudiologia, psicologia, serviço social, radiologia, entre outros.

Embora tenhamos discutido sobre a amplitude dessa disciplina, fatidicamente em nossa sociedade a bioética tem sido confundida com ética médica. Apesar de as duas áreas terem pontos em comum, são distintas, já que a ética médica é um campo da medicina responsável por abordar preocupações relativas ao exercício da medicina. Dessa maneira, temos a ética como área de estudo de outros profissionais, por exemplo, na enfermagem, que discute a conduta de enfermeiros, técnicos e auxiliares de enfermagem, questões deontológicas e dilemas pertinentes a essa área da saúde (Oguisso; Schmidt, 2019).

Na enfermagem, os princípios da bioética são amplamente aplicáveis nas práticas de cuidado em saúde, incluindo:

- captação, doação e transplante de órgãos e tecidos;
- hemoterapia e banco de sangue;
- cuidados em pacientes oncológicos e cuidados paliativos;
- atenção às populações em situação de vulnerabilidade, como em neonatologia, pediatria, hebiatria, gerontologia e atendimento à pessoa com deficiência;
- reflexões relativas ao início da vida, bem como planejamento familiar, métodos contraceptivos e aborto;
- processo de morte e morrer, incluindo reflexões sobre distanásia, eutanásia, suicídio assistido, mistanásia e ortotanásia;
- reprodução humana assistida e as respectivas implicações éticas;
- aconselhamento genético e questões de genética e genômica;
- aspectos éticos no atendimento de sexualidade, orientação sexual e identidade de gênero;
- pesquisa clínica e respeito à dignidade humana;
- questões de saúde e a influência da religiosidade e espiritualidade no cuidado de enfermagem;
- aspectos bioéticos e sociais da alocação de recursos em saúde, tais como tecnologias, vacinas e medicamentos;
- dilemas éticos na atenção primária e em saúde da família;
- reflexões a respeito das práticas avançadas de enfermagem, como os aspectos ético-legais relativos à prescrição de medicamentos por enfermeiros.

Dessa forma, podemos notar que as questões voltadas à bioética estão presentes em diferentes contextos de atuação do enfermeiro. Suas reflexões são pauta de estudo em todas as fases da vida humana, com a proposição de questionamentos desde o início da vida até a morte. Nesse sentido, as indagações são úteis para enfermeiros na tomada de decisão e na relação profissional-paciente. Além disso, mediante valores éticos, o enfermeiro se torna apto para a resolução de conflitos que envolvem equipe de saúde, pacientes, familiares e comunidade (Oguisso; Schmidt, 2019).

> **Na prática**
>
> Dilemas bioéticos são muito comuns no cotidiano dos enfermeiros, acarretando situações de difícil resolutividade. Imagine a seguinte situação: você é enfermeiro em uma unidade de terapia intensiva (UTI) especializada no atendimento pediátrico. Depois de sofrer um politrauma, uma criança de 6 anos de idade é admitida no setor e está em estado gravíssimo de saúde por causa de um choque hemorrágico. Após avaliação da médica plantonista, são indicadas a realização de expansão volêmica, a administração de drogas vasoativas e a transfusão de duas bolsas de concentrado de hemácias (CH).
>
> Depois de preparar todo o material necessário para o procedimento, o enfermeiro dirige-se ao leito do paciente para executar a transfusão. Nesse momento, a mãe da criança entra em cena, bastante transtornada, e recusa o procedimento, alegando que a família pertence às Testemunhas de Jeová. O profissional insiste, alegando que o procedimento é fundamental para salvar a criança, porém a mãe continua recusando a transfusão.
>
> Nesse caso, qual conduta bioética seria mais adequada? Respeitar a religiosidade da família e desconsiderar que isso pode colocar a vida da criança em risco? Considerar que a criança ainda é vulnerável, portanto ainda não tem pleno

> exercício de sua autonomia, cabendo a você defendê-la e ir contra a decisão imposta pela família? Se você fosse o enfermeiro, qual atitude teria?

Síntese

Neste quarto capítulo, abordamos o processo evolutivo e histórico da ética e da bioética, bem como seus princípios norteadores, aplicando-os em situações práticas e cotidianas da enfermagem.

Por meio das situações abordadas, concluímos que o enfermeiro deve adquirir, com o estudo da bioética, habilidades, valores e atitudes que viabilizem a tomada de decisão em conflitos ou dilemas éticos, subsidiando a qualidade e o valor humano no cuidar.

Capítulo 5
Bases legais e regulamentadoras da bioética em enfermagem

Vitor Mocelin Zacarkim

Hoje, o exercício profissional do enfermeiro é resultado de um processo histórico-evolutivo, formado em um longo período de conquistas científicas, políticas, históricas e sociais, bem como pela busca constante por aprimoramento profissional e de conhecimento. A enfermagem, que inicialmente era desempenhada por leigos, passou a ser considerada uma ciência de grande valor para a área da saúde e a sociedade.

Com as mudanças sociopolíticas no mundo do trabalho, as profissões da saúde e da enfermagem passaram por inúmeras transformações. Entre elas, podemos citar o surgimento de novas profissões em decorrência da demanda de mercado e a extinção de profissões antigas. Além disso, pela necessidade e evolução das profissões, foram estabelecidas novas atribuições no rol de competências. Desse modo, foi preciso criar normas e regras que regulamentassem o exercício profissional da enfermagem.

Isso culminou na promulgação de leis para o norteamento de condutas desses profissionais. Atualmente, o exercício da enfermagem é regulamentado por legislações específicas e fiscalizado pelo conselho profissional. Nesse cenário, cabe ao enfermeiro conhecer as normas regulamentadoras de sua profissão para desenvolver o cuidado pautado em valores éticos, em consonância com a regulamentação vigente.

5.1 Responsabilidade profissional e deontologia aplicada à enfermagem

Normas e regras que doutrinam as ações do ser humano estão presentes em comunidades desde a Antiguidade. À medida que as sociedades surgiram e passaram por processos evolutivos, foram sendo elaborados regulamentos que se tornaram indispensáveis para o convívio e a interação humana. Com a criação de leis e normas, as civilizações se organizam, mantendo o equilíbrio nas relações familiares, civis, sociais, comerciais e profissionais, entre outras (Oguisso; Schmidt, 2019).

Atribui-se a Hipócrates, pai da medicina, que viveu entre 460 a.C. e 377 a.C., a definição dos primeiros preceitos éticos e valores norteadores da prática médica. Com base em seus ensinamentos, foi estabelecido o juramento hipocrático, que evidencia os princípios éticos e as atitudes fundamentais da relação do médico com o paciente e a sociedade. Até hoje esse juramento é citado nas solenidades de formatura em Medicina e, aliás, já passou por revisões, como no caso do juramento de Florence Nightingale, uma adaptação para enfermeiros do juramento de Hipócrates (Veatch, 2014).

Com as evoluções sociais e profissionais do trabalho em saúde e enfermagem, apareceu um novo campo: a deontologia. Essa palavra é derivada do termo grego *deón*, que significa "obrigação" ou "dever". A deontologia trata dos princípios e fundamentos que trabalhadores de uma categoria profissional devem seguir, dos pontos de vista moral, ético e jurídico. A deontologia em enfermagem aborda deveres, atribuições, responsabilidades, direitos e proibições para enfermeiros e demais profissões compreendidas na área de enfermagem. Portanto, orienta o profissional e suas relações com a instituição de saúde, colegas de profissão, pacientes e familiares (Oguisso; Schmidt, 2019; Jorge Filho, 2017).

Partindo-se do pressuposto de que a saúde é um dever do Estado, competem a este último o controle, a fiscalização e a regulamentação do trabalho em saúde, de acordo com normas e leis que regulamentam profissões e atividades na área de saúde.

No Brasil, a deontologia aplicada à enfermagem baseia-se no processo evolutivo da categoria, por meio de decretos, regulamentos e leis específicas. Nesse sentido, foram definidos os conjuntos de atribuições e comportamentos exigidos no exercício da enfermagem, bem como direitos, responsabilidades e deveres das diversas categorias profissionais, cenários, serviços e respectivos níveis de complexidade (Oguisso; Schmidt, 2019; Brasil, 2006c).

Em nosso país, no ano de 1973, foram criados o Conselho Federal e os Conselhos Regionais de Enfermagem, com o propósito de serem órgãos disciplinadores e fiscalizadores do exercício profissional. Essas entidades supervisoras da ética em enfermagem são estruturadas por representantes da respectiva categoria e têm como finalidade registrar profissionais, fiscalizar o exercício da profissão e aplicar as penalidades cabíveis, quando indicado (Oguisso; Schmidt, 2019; Valadares; Souza, 2015).

No que se refere a atribuições, deveres e proibições do enfermeiro, devemos considerar uma qualidade fundamental para esse profissional: a responsabilidade. A responsabilidade pode ser definida como o estado ou qualidade de estar responsável, o dever de responder por seus atos ou pelos de outrem. É de fundamental importância para o enfermeiro, uma vez que este desempenha atividades de extrema complexidade relacionadas à vida humana, além de fazer a supervisão da equipe e dos serviços de enfermagem (Oguisso; Schmidt, 2019).

Com base no atual modelo de saúde brasileiro, que idealmente se fundamenta na integralidade do atendimento ao usuário, as atividades na área de saúde são desempenhadas por meio de uma equipe multiprofissional. Nessa perspectiva, hoje, a responsabilidade em relação ao paciente é compartilhada por diversas categorias profissionais, e cada uma delas responde pelas atividades de seu campo de atuação. Entretanto, a responsabilidade individual também é um dever do enfermeiro no desempenho de suas atividades, visto que pode ser responsabilizado individualmente pela execução de atos de imperícia, imprudência e negligência (Oguisso; Schmidt, 2019; Jorge Filho, 2017).

Diante do exposto, cabe ao enfermeiro desenvolver saberes, habilidades e atitudes que garantam a execução do cuidado em saúde com excelência, isenta de danos a paciente, família e coletividade. Além disso, ele deve conhecer as normas regulamentadoras e éticas de sua categoria, as quais devem fundamentar e guiar suas atividades, já que o desconhecimento da legislação não o isenta de penalidades caso uma infração ética ou profissional seja cometida.

5.2 Conselho Federal e Conselhos Regionais de Enfermagem

No Brasil, a regulamentação da enfermagem e a criação dos conselhos se deu pela necessidade nacional de fiscalizar e regular o exercício da profissão. Anteriormente à regulamentação, era comum que a enfermagem fosse realizada por pessoas sem nenhum preparo. Desse modo, durante o mandato do então presidente da República Emílio Garrastazu Médici, em 12 de julho de 1973 foi publicada a Lei n. 5.905, que criou o Conselho Federal de Enfermagem (Cofen) e os Conselhos Regionais de Enfermagem (Corens) (Oguisso; Schmidt, 2019; Brasil, 1973).

O Cofen e os Corens são autarquias independentes, vinculadas em sua criação diretamente ao Ministério do Trabalho e Previdência Social. Embora sua principal finalidade seja a fiscalização do exercício da enfermagem, a publicação da referida lei viabilizou o processo evolutivo da profissão, que até então tinha suas atividades subordinadas à medicina. Dessa maneira, a profissão passou pelo processo de autorregulação, tornando-se independente e autônoma (Machado et al., 2020; Brasil, 1973).

A criação dos conselhos permitiu, entre outros avanços, viabilizar a criação da Lei n. 7.498, de 25 de junho de 1986, que dispõe sobre o exercício profissional em enfermagem e define atribuições e requisitos de cada categoria. Nesse sentido, com leis, regulamentos e pareceres criados pelo sistema Cofen/Coren, o enfermeiro tem se tornado um profissional de destaque no setor de saúde, desempenhando novas atribuições e competências. Podemos destacar, por exemplo, a responsabilidade e a liderança do processo assistencial e a execução de atividades privativas do enfermeiro, tais como consulta de enfermagem, prescrição da assistência de enfermagem e realização de cuidados de enfermagem de maior complexidade técnica. Além disso, hoje o enfermeiro exerce papel fundamental na gestão em saúde, por meio da supervisão e direção das atividades de enfermagem, e participa do planejamento e da programação de saúde (Machado et al., 2020).

Por esses motivos, é indispensável que o enfermeiro tenha amplo conhecimento da legislação profissional. A seguir, veremos as principais atribuições do sistema Cofen/Coren com base na Lei n. 5.905/1973.

5.2.1 Conselho Federal de Enfermagem (Cofen)

Conforme definido em lei, o Cofen é composto por nove membros, com mandato de três anos, sendo permitida uma reeleição. Sua sede fica na capital da República, e sua jurisdição engloba todo o território nacional. É autoridade direta perante os Conselhos

Regionais. Em seu art. 8°, a Lei n. 5.905/1973 define como competência do Conselho Federal:

I – aprovar seu regimento interno e os dos Conselhos Regionais;

II – instalar os Conselhos Regionais;

III – elaborar o Código de Deontologia de Enfermagem e alterá-lo, quando necessário, ouvidos os Conselhos Regionais;

IV – baixar provimentos e expedir instruções, para uniformidade de procedimento e bom funcionamento dos Conselhos Regionais;

V – dirimir as dúvidas suscitadas pelos Conselhos Regionais;

VI – apreciar, em grau de recursos, as decisões dos Conselhos Regionais;

VII – instituir o modelo das carteiras profissionais de identidade e as insígnias da profissão;

VIII – homologar, suprir ou anular atos dos Conselhos Regionais;

IX – aprovar anualmente as contas e a proposta orçamentária da autarquia, remetendo-as aos órgãos competentes;

X – promover estudos e campanhas para aperfeiçoamento profissional;

XI – publicar relatórios anuais de seus trabalhos;

XII – convocar e realizar as eleições para sua diretoria;

XIII – exercer as demais atribuições que lhe forem conferidas por lei. (Brasil, 1973)

5.2.2 Conselhos Regionais de Enfermagem (Corens)

Por meio da lei de criação do sistema Cofen/Coren, ficou instituída a presença de um Conselho Regional em cada estado e território, com sede na respectiva capital e no Distrito Federal.

Com relação aos seus membros, a Lei n. 5.905/1973, em seu art. 11, determina que o Conselho Regional deve ter entre 5 e 21 membros de nacionalidade brasileira, com proporção de três quintos de enfermeiros e de dois quintos de profissionais das demais categorias da enfermagem. Em seu art. 15, a referida lei define as competências dos Conselhos Regionais:

> I – deliberar sobre inscrição no Conselho e seu cancelamento;
>
> II – disciplinar e fiscalizar o exercício profissional, observadas as diretrizes gerais do Conselho Federal;
>
> III – fazer executar as instruções e provimentos do Conselho Federal;
>
> IV – manter o registro dos profissionais com exercício na respectiva jurisdição;
>
> V – conhecer e decidir os assuntos atinentes à ética profissional, impondo as penalidades cabíveis;
>
> VI – elaborar a sua proposta orçamentária anual e o projeto de seu regimento interno e submetê-los à aprovação do Conselho Federal;
>
> VII – expedir a carteira profissional indispensável ao exercício da profissão, a qual terá fé pública em todo o território nacional e servirá de documento de identidade;
>
> VIII – zelar pelo bom conceito da profissão e dos que a exerçam;

IX – publicar relatórios anuais de seus trabalhos e relação dos profissionais registrados;

X – propor ao Conselho Federal medidas visando à melhoria do exercício profissional;

XI – fixar o valor da anuidade;

XII – apresentar sua prestação de contas ao Conselho Federal, até o dia 28 de fevereiro de cada ano;

XIII – eleger sua diretoria e seus delegados eleitores ao Conselho Federal;

XIV – exercer as demais atribuições que lhes forem conferidas por esta Lei ou pelo Conselho Federal. (Brasil, 1973)

5.3 Código de Ética dos Profissionais de Enfermagem

No art. 8º, inciso III, da Lei n. 5.905/1973, consta que compete ao Cofen "elaborar o Código de Deontologia de Enfermagem e alterá-lo, quando necessário, ouvidos os Conselhos Regionais". Os códigos de ética de enfermagem consistem em instrumentos fundamentais para a normatização da profissão, bem como para o estabelecimento de princípios, direitos, proibições, responsabilidades e deveres a serem observados pela categoria em seus diversificados segmentos de atuação. Como vimos, no Brasil, o primeiro código de ética de enfermagem foi publicado em 1958 e passou por revisões impulsionadas pelo processo evolutivo da profissão, dando origem à edição vigente nos dias atuais, de 2017 (Oguisso; Schmidt, 2019).

Por meio da Resolução n. 564, de 6 de novembro de 2017, o Cofen instituiu a reformulação do Código de Ética dos Profissionais de Enfermagem (Cepe), cujos princípios fundamentais "representam imperativos para a conduta profissional e consideram que a Enfermagem é uma ciência, arte e uma prática social, indispensável à organização e ao funcionamento dos serviços de saúde" (Cofen, 2017b). Em seu preâmbulo, o Cepe aborda as responsabilidades dos profissionais de enfermagem, bem como o respeito aos direitos humanos no exercício da profissão, o que inclui os direitos da pessoa à vida, à saúde, à liberdade, à igualdade, à segurança pessoal, à livre escolha, à dignidade e a receber um tratamento sem distinção de qualquer natureza. O atendimento sem distinção é inerente à enfermagem e, portanto, não pode haver "distinção de classe social, geração, etnia, cor, crença religiosa, cultura, incapacidade, deficiência, doença, identidade de gênero, orientação sexual, nacionalidade, convicção política, raça ou condição social" (Cofen, 2017b).

Em seus princípios fundamentais, o Cepe aborda o comprometimento da enfermagem na produção e gestão do cuidado em saúde. O profissional de enfermagem deve agir em consonância com os preceitos ético-legais, técnico-científicos e teórico-filosóficos, bem como executar suas atividades com base nos princípios da ética e da bioética. Além disso, o Cepe considera a enfermagem como integrante da equipe de saúde e na defesa de políticas públicas que garantam ao paciente, à família e à coletividade o direito de acesso à saúde. O código ainda aborda as atividades de assistir, gerenciar, ensinar, educar e pesquisar, remetendo-nos ao processo de trabalho em enfermagem (Cofen, 2017b).

O Cepe-2017 divide-se em 119 artigos, distribuídos em cinco capítulos, conforme indica o quadro a seguir.

Quadro 5.1 – Composição do Cepe-2017

Capítulo	Quantidade de tópicos	Pontos importantes
I – Dos Direitos	23 artigos	Garante ao profissional de enfermagem o direito de exercer a profissão com liberdade, autonomia, segurança e livre de quaisquer discriminações, integrando-se como membro da equipe multiprofissional de saúde. Assegura o direito de receber as informações necessárias para o desempenho de suas atividades, bem como de se recusar a revelar informações confidenciais a ele confiadas. Garante o direito de trabalhar em um local apropriado, que respeite sua dignidade e permita que sua função seja desenvolvida sem riscos à sua integridade física e psicológica. Assegura o direito de negar-se a desempenhar atividades que estejam em desacordo com sua competência.
II – Dos Deveres	37 artigos e 14 parágrafos	O cuidado em enfermagem deve ser realizado com base em solidariedade, justiça, honestidade, lealdade, compromisso, resolutividade, competência e respeito às diversidades, sem discriminações de qualquer natureza. É dever do profissional de enfermagem o respeito à privacidade e ao pudor do paciente, tanto em vida quanto após sua morte. O profissional deve registrar e disponibilizar todas as informações necessárias para a assistência de saúde. O profissional deve recusar-se a executar prescrições sem identificação adequada do prescritor ou que estejam ilegíveis. O profissional deve prestar a assistência de enfermagem livre de danos causados por imperícia, imprudência ou negligência.

(continua)

(Quadro 5.1 – conclusão)

Capítulo	Quantidade de tópicos	Pontos importantes
III – Das Proibições	41 artigos e 4 parágrafos	É vedado ao profissional de enfermagem executar procedimentos e ações que não sejam de sua capacidade técnico-científica, bem como atos contrários ao código de ética. É proibida a utilização de seu cargo para obtenção de vantagens pessoais em troca de assistência profissional. É vedado o uso de conhecimentos da enfermagem para práticas criminosas, tais como a antecipação da morte (eutanásia) e o aborto, excetuando-se os casos permitidos pela lei. O profissional de enfermagem não pode fazer o registro de informações incompletas ou inverídicas sobre o estado de saúde do paciente, bem como omitir-se de prestar socorro, excetuando-se os casos em que haja riscos ao profissional. Não é permitido executar atividades privativas a outros membros da equipe de saúde, exceto em casos de urgência e emergência.
IV – Das Infrações e Penalidades	11 artigos e 12 parágrafos	Caracteriza as infrações éticas e disciplinares como omissão ou conveniência se implicarem inobservância ou inobediência às disposições do Cepe e das demais normas do sistema Cofen/Coren. Aborda as penalidades cabíveis a tais infrações, como advertência verbal, multa, censura, suspensão do exercício profissional e cassação do direito de exercício profissional.
V – Da Aplicação das Penalidades	6 artigos	Determina quais penalidades são cabíveis ao profissional de enfermagem na violação de cada artigo disposto no Cepe e que a penalidade terá severidade compatível com a gravidade e a natureza da infração cometida.

Fonte: Elaborado com base em Cofen, 2017b.

A seguir, apresentaremos mais detalhes dos Capítulos IV e V do Cepe-2017, referentes às infrações e penalidades no exercício da enfermagem.

5.4 Infrações éticas, imperícia, imprudência e negligência em enfermagem

Conforme discutimos anteriormente, o enfermeiro, como integrante da equipe de saúde, é responsável individualmente por seus atos, além de responder perante a supervisão da equipe de enfermagem. Nesse sentido, o Cepe dedica alguns de seus capítulos à abordagem das infrações éticas e disciplinares e das respectivas penalidades perante o conselho profissional.

O Cofen (2017b) considera como infração ética e disciplinar "a ação, omissão ou conivência que implique em desobediência e/ou inobservância às disposições do Código de Ética dos Profissionais de Enfermagem, bem como a inobservância das normas do Sistema Cofen/Conselhos Regionais de Enfermagem". De acordo com o disposto pelo Cepe, o profissional de enfermagem responde pela infração disciplinar ou ética que cometer ou para a qual contribuir, e a gravidade da infração é caracterizada por meio da análise do ato praticado ou do ato omissivo e do respectivo resultado (Cofen, 2017b).

Conforme o que determina o art. 18 da Lei n. 5.905/1973, as penalidades a serem impostas pelo sistema Cofen/Coren são as elencadas no quadro a seguir.

Quadro 5.2 – Penalidades previstas no Cepe-2017

Penalidade	Definição
Advertência verbal	Repreensão verbal ao infrator, de maneira reservada. Deve ser registrada no prontuário do profissional.
Multa	Obrigatoriedade de pagamento de 1 a 10 vezes o valor da anuidade da respectiva categoria profissional à qual o infrator é pertencente.
Censura	Reprimenda ao infrator. Deve ser divulgada em jornais de grande circulação e nas publicações oficiais do sistema Cofen/Coren.
Suspensão do exercício profissional	Proibição do exercício profissional da enfermagem por um período de até 90 dias. Deve ser divulgada em jornais de grande circulação e nas publicações oficiais do sistema Cofen/Coren e comunicada ao empregador.
Cassação do direito ao exercício profissional	Perda do direito de exercer a enfermagem por um período de até 30 anos. Deve ser divulgada em jornais de grande circulação e nas publicações oficiais do sistema Cofen/Coren.

Fonte: Elaborado com base em Cofen, 2017b.

As penalidades citadas serão aplicadas a depender da natureza e gravidade da infração, das circunstâncias agravantes e atenuantes, dos antecedentes do infrator, do dano e do resultado causado (Cofen, 2017b).

Para saber mais

Quanto a infrações éticas e disciplinares resultantes em cassação do direito ao exercício profissional, podemos mencionar a prática ou conveniência ao crime no exercício profissional, bem como o emprego de conhecimentos na área de enfermagem para práticas criminosas.

> Nesse contexto, vale mencionar uma história baseada em fatos verídicos retratada no filme *O enfermeiro da noite* (título original: *The Good Nurse*), de 2022. O drama conta a história da amizade da enfermeira Amy Loughren com o enfermeiro Charles Cullen, que comete crimes hediondos contra pacientes durante suas atividades profissionais em um hospital.
>
> O ENFERMEIRO da noite. Direção: Tobias Lindholm. EUA: Netflix, 2022. 121 min.
>
> Sobre essa história, você também pode ler esta matéria da BBC News:
>
> SAUNDERS, E. 'O Enfermeiro da Noite': a colega que ajudou a prender serial killer e inspirou filme. **BBC News**, 3 nov. 2022. Disponível em: <https://www.bbc.com/portuguese/geral-63492815>. Acesso em: 23 mar. 2023.

Danos decorrentes da assistência em saúde são causados, sobretudo, por erros humanos aliados à imprudência, à imperícia e à negligência. A seguir, abordaremos detalhadamente esses conceitos, com a apresentação de exemplos de situações relativas à enfermagem.

5.4.1 Imperícia

A imperícia é caracterizada pela incompetência e/ou pela falta de habilidade e de experiência na execução de um procedimento ou técnica, expondo o paciente a riscos pela execução da assistência sem que haja conhecimento, habilidade e preparo para tal (Correia-Lima, 2012).

Para facilitar a compreensão, suponha que um técnico em enfermagem realize uma sondagem vesical de demora, procedimento para o qual não é habilitado nem autorizado pelo conselho. O profissional alega que realizará o procedimento, pois já viu o enfermeiro fazê-lo diversas vezes e sente-se capaz para tal. Durante a execução, sem que houvesse refluxo urinário, o profissional insufla o balonete da sonda erroneamente, causando no paciente hemorragia e trauma uretral grave. Em virtude do procedimento, o paciente precisou fazer intervenção cirúrgica para recuperar a função urinária.

Nesse caso, o profissional em questão agiu com imperícia ao realizar um procedimento para o qual não tinha o devido preparo, conhecimento, respaldo e habilidades necessárias, acarretando dano grave ao paciente.

5.4.2 Negligência

Um ato negligente caracteriza-se por desleixo, descuido, inação, indiferença, passividade e omissão. Como exemplo, podemos citar o possível desleixo de profissionais de enfermagem em relação a pacientes com mobilidade física prejudicada. Uma vez que o profissional de enfermagem não zela por um paciente acamado com os cuidados básicos de higiene, nutrição e reposicionamento no leito, age com negligência ao apresentar indiferença e inação em face das necessidades humanas básicas do usuário.

Nesse exemplo, o paciente hospitalizado poderá adquirir lesões por pressão (LPs), que podem ter etiologia, entre outras causas, ligada à ausência de cuidados da equipe de enfermagem (Correia-Lima, 2012).

> **Para saber mais**
>
> Profissionais de enfermagem e instituições de saúde podem ser responsabilizados na justiça pelos atos que descrevemos até o momento. Por isso, convidamos você a fazer a leitura da seguinte matéria publicada em 2012 pelo Tribunal de Justiça do Distrito Federal:
>
> TJDFT – Tribunal de Justiça do Distrito Federal. **Hospital é condenado por negligência no atendimento a paciente**. 2012. Disponível em: <https://www.tjdft.jus.br/institucional/imprensa/noticias/2012/outubro/hospital-e-condenado-por-negligencia-a-paciente>. Acesso em: 23 mar. 2023.

5.4.3 Imprudência

A imprudência decorre de um comportamento executado de maneira precipitada, com falta de zelo ou cuidado, em que o profissional tem atitudes diferentes das esperadas. Como exemplo, podemos citar um enfermeiro que administra o medicamento incorreto, por não ter feito a conferência adequada do frasco da droga e da identificação do paciente. Nesse caso, o enfermeiro pode causar danos graves ao paciente, provocados pela sua falta de atenção e pela ausência de zelo na conferência do nome do paciente e da substância ministrada (Correia-Lima, 2012).

5.5 Pesquisas com seres humanos: implicações éticas para a enfermagem

A pesquisa está presente desde a Antiguidade, uma vez que a curiosidade humana leva à busca incessante pelo conhecimento, fundamental para o desenvolvimento da ciência, da tecnologia e da sociedade. Para a enfermagem, historicamente a pesquisa exerceu grande influência no processo evolutivo da profissão, possibilitando conquistas históricas, científicas, intelectuais, sociais, técnicas e profissionais. Além disso, a produção de conhecimento viabilizou a inserção do enfermeiro na academia, dando prestígio e reconhecimento à profissão (Oguisso; Schmidt, 2019).

Todavia, a pesquisa clínica foi marcada por eventos que infringiram preceitos bioéticos básicos, desrespeitando a autonomia, a dignidade e a liberdade do sujeito de pesquisa. Refletindo sobre esses obscuros eventos, a sociedade buscou a criação de normativas para regular pesquisas com seres humanos, a serem seguidas por pesquisadores de diferentes áreas, incluindo a enfermagem (Jorge Filho, 2017; Santos, 2017).

No Brasil, a norma vigente que regulamenta pesquisas envolvendo seres humanos é a Resolução n. 466, de 12 de dezembro de 2012, do Conselho Nacional de Saúde (CNS). A normativa reconhece a importância do avanço técnico-científico alinhado a princípios bioéticos que preconizem o respeito à autonomia, à liberdade, à proteção e à segurança do participante da pesquisa. A resolução prevê ainda o funcionamento da Comissão Nacional de Ética em Pesquisa (Conep) e dos Comitês de Ética em Pesquisa (CEPs) (Brasil, 2013b).

A Conep tem por finalidade implementar diretrizes e normas relacionadas à execução de estudos com seres humanos. Além disso, tem função educativa, consultiva, normativa e deliberativa em relação à rede nacional de CEPs. Já os CEPs localizam-se na respectiva instituição em que ocorrem as pesquisas, tais como hospitais, centros de pesquisa, faculdades, centros universitários e universidades. São comitês formados por um colegiado interdisciplinar que realiza a avaliação ética de projetos de pesquisa, emitindo parecer referente à aprovação do estudo em suas áreas de atuação (Brasil, 2013b).

Um dos aspectos fundamentais em pesquisa clínica é o consentimento livre e esclarecido. Esse fator implica a aceitação voluntária e o respeito à liberdade e à autonomia do participante da pesquisa quanto à sua participação no estudo. Para fins de registro, é necessária a aplicação do Termo de Consentimento Livre e Esclarecido (TCLE), conforme estabelecido na Resolução n. 466/2012. O TCLE é um documento que assegura ao participante a manutenção de seus direitos e deve incluir, entre outras informações: identificação do pesquisador; identificação da instituição proponente; objetivos da pesquisa; benefícios do estudo; possíveis riscos ao participante da pesquisa. Seguindo as tendências da expansão das ferramentas de tecnologia da informação, atualmente o consentimento do participante pode ser obtido por TCLE preenchido digitalmente (*on-line*), desde que tal método seja devidamente mencionado na metodologia do estudo (Brasil, 2013b).

Esse termo deve ser assinado pelo participante e pelo pesquisador, e uma via deve ser disponibilizada ao participante da pesquisa. Além disso, o termo assegura ao participante a liberdade de retirar-se do estudo caso deseje, sem quaisquer prejuízos. No caso da participação de indivíduos em vulnerabilidade, como crianças, conforme o disposto na resolução, é necessária a aplicação do Termo de Assentimento. Nessa situação, é preciso explicar minunciosamente ao participante os objetivos da pesquisa e seus potenciais riscos e benefícios. O Termo de Assentimento deve ser redigido em linguagem acessível ao indivíduo em vulnerabilidade e não dispensa a aplicação de um TCLE, que deve ser assinado pelo responsável legal (Brasil, 2013b).

Outro aspecto relevante da atuação ética em pesquisas com seres humanos diz respeito às condutas na análise de prontuários. Quando refletimos sobre a ética em pesquisa, é comum que, em um primeiro momento, ela seja associada a experimentos, como na criação de novos medicamentos ou nas intervenções em saúde. Entretanto, os estudos baseados na coleta de dados secundários oriundos do prontuário do paciente também demandam apreciação em CEP, tendo em vista que as informações contidas nesse instrumento assistencial são do paciente, o que exige dos pesquisadores a manutenção do sigilo de dados, preservando a privacidade e a individualidade do paciente (Araújo; Mota, 2020)

A importância da atuação do enfermeiro na pesquisa clínica é reconhecida pelo Cofen, por meio da Resolução n. 581, de 11 de julho de 2018, que dispõe sobre os procedimentos para registro de títulos de pós-graduação *lato* e *stricto sensu* concedidos a enfermeiros e aprova a lista das especialidades (Cofen, 2018). Nessa resolução, é reconhecida essa atuação do enfermeiro na creditação da especialidade Enfermagem em Pesquisa Clínica.

Na prática

Suponha uma situação que envolva uma unidade de suporte avançado do Serviço de Atendimento Móvel de Urgência (Samu), com uma equipe composta por um enfermeiro, uma médica e um condutor socorrista. A equipe foi acionada para atendimento de uma criança de 1 ano de idade em quadro de anafilaxia. Ao chegar ao local, a paciente foi avaliada pela médica plantonista, a qual solicitou que o enfermeiro aplicasse 5 ampolas de adrenalina pura, por via intramuscular, na criança.

Ao perceber que se tratava de uma dose contraindicada, muito superior à recomendada pela bula e pela literatura, o enfermeiro recusou-se a executar o procedimento. A médica, por sua vez, ficou bastante alterada e confirmou que a dose prescrita estava correta. Ela solicitou que o enfermeiro aplicasse o medicamento brevemente, pois a criança poderia ter seu quadro agravado caso não recebesse a aplicação. Embora o enfermeiro não tivesse certeza se a dose era a recomendada, pressionado pela médica e pela mãe da paciente, administrou o medicamento conforme prescrito.

Posteriormente à administração, a criança começou a sentir-se mal, com sudorese intensa e dispneia, evoluindo para uma parada cardiorrespiratória (PCR). Após tentativa de reanimação sem sucesso, a paciente evoluiu a óbito.

Diante dessa situação, você acredita que a culpabilidade deve ser atribuída à médica, ao enfermeiro ou a ambos? Qual você acha que deveria ter sido a conduta do enfermeiro ao perceber o erro na prescrição médica? Apesar de ele ter contestado a dose, você pensa que ele pode ser penalizado pelo ato?

Síntese

Neste quinto capítulo, abordamos as bases legais, éticas e regulatórias do exercício da enfermagem no Brasil. Tratamos de questões de deontologia históricas para a profissão, como a regulamentação da enfermagem com a criação dos conselhos profissionais. Além disso, discutimos pontos essenciais do Código de Ética dos Profissionais de Enfermagem (Cepe) e as respectivas penalidades.

Esperamos, assim, que você compreenda a necessidade de conhecer e reconhecer a importância da legislação em enfermagem, para que suas atitudes fundamentem o cuidado ao paciente, à família e à comunidade.

Capítulo 6
Áreas de atuação profissional na enfermagem

Cristiano Caveião

A enfermagem, como todas as outras profissões, tem sua origem e história; ela é centrada no cuidado humano e pautada na cientificidade. Contudo, carrega consigo preconceitos sociais, estigmas e imagens estereotipadas que estão sendo modificadas com o passar do tempo.

A presença da enfermagem pode ser notada nos mais variados cenários e está organizada em três grandes áreas:

- saúde coletiva; saúde da criança e do adolescente; saúde do adulto (homem e mulher); saúde do idoso; urgência e emergência;
- gestão;
- ensino e pesquisa.

Ainda permeando essas áreas, o profissional de enfermagem tem a possibilidade de atuar como profissional liberal, condição que lhe confere mais autonomia. As áreas de atuação/especialização são constantemente atualizadas pelo Conselho Federal de Enfermagem (Cofen), por meio da Câmara Técnica de Ensino e Pesquisa (CTEP), o que permite amplo exercício profissional, para proporcionar uma cobertura de ações de enfermagem em todos os segmentos, na terra, na água ou no ar.

Assim, trataremos aqui de algumas áreas de atuação do enfermeiro. Lembramos que, além das áreas que citaremos, existem outras, havendo mais de 60 possibilidades de atuação.

Neste capítulo, abordaremos os seguintes tópicos:

- enfermeiro como profissional liberal;
- *marketing* pessoal e liderança;
- anotações de enfermagem no exercício profissional;
- exercício da enfermagem: centro cirúrgico, transplante de órgãos e tecidos, unidade de terapia intensiva, unidade

obstétrica e neonatal, saúde mental e psiquiátrica, cuidados paliativos, assistência ao idoso e *home care*.

Mas antes de iniciarmos nossa abordagem, deixamos a seguinte reflexão: **Em qual área da enfermagem você quer atuar?**

6.1 Enfermeiro como profissional liberal

O exercício profissional da enfermagem é livre ao portador de diploma de bacharel ou licenciado em Enfermagem com registro no respectivo conselho profissional. Uma das vertentes que têm ganhado força é a atuação como profissional liberal.

Considera-se trabalhador autônomo a pessoa física cujo desempenho das atividades passa a depender quase exclusivamente do dispêndio de sua capacidade e força ou de seus conhecimentos específicos (Oguisso; Schmidt, 2019; Fernandes, 1992). O exercício autônomo pode ser realizado em paralelo com o assalariamento. Portanto, o trabalhador autônomo exerce sua atividade profissional sem nenhum vínculo empregatício e assume seus próprios riscos, e o trabalho ocorre de forma eventual e esporádica, sempre a critério do tomador (Oguisso; Schmidt, 2019).

Em nosso país, o profissional autônomo não tem proteção trabalhista assegurada pela CLT, visto que essa lei confere proteção ao trabalho subordinado, mas não ao eventual empregado nem ao autônomo (Brasil, 1943).

O Código Civil, em seus arts. 593 e 594, orienta que a prestação de serviços que não estiver sujeita às leis trabalhistas ou a lei especial deve ser regida pelas disposições do Capítulo VII do referido código e que todo serviço ou trabalho lícito, material ou imaterial, pode ser contratado mediante retribuição (Brasil, 2002).

Como exemplos de prestadores de serviços, podemos citar médicos, dentistas, advogados, engenheiros, economistas, artesãos, mecânicos, carpinteiros e, claro, enfermeiros (Oguisso; Schmidt, 2019).

Vejamos, na figura a seguir, as diferenças entre um trabalhador celetista e um autônomo.

Quadro 6.1 –Diferenças entre um trabalhador celetista e um trabalhador autônomo

Trabalhador celetista	Trabalhador autônomo
◆ O contrato de trabalho é regido pela CLT. ◆ É subordinado ao empregador. ◆ Recebe salário e outros benefícios legais. ◆ Não assume riscos quanto à atividade.	◆ Exerce sua atividade de modo eventual e habitual. ◆ Não tem subordinação a ninguém; trabalha por conta própria, sem empregador. ◆ Recebe remuneração e é contribuinte individual da Previdência Social. ◆ Assume todo o risco da atividade.

Podemos considerar trabalhadores autônomos: profissionais liberais (exercem atividade que exige diploma de curso superior de profissão regulamentada; atividades abrangidas pela Confederação Nacional das Profissões Liberais), agentes e representantes comerciais, mediadores, sócios-gerentes, empreiteiros etc.

Existe, ainda, outra modalidade que é mais recente e tem crescido: empresas que contratam profissionais de nível universitário com empresa própria, com personalidade jurídica. Nesse caso, em vez do salário ao final do mês, essa microempresa individual recebe uma remuneração pelos serviços prestados, e a empresa contratante fica desobrigada a pagar encargos trabalhistas e previdenciários (Oguisso; Schmidt, 2019).

A liberdade para o exercício de uma profissão com autonomia traz algumas obrigações e responsabilidades. É necessário considerar as noções de obrigação de meio e de resultado originárias de um contrato, ou seja, as responsabilidades originadas por meio da assinatura de um contrato, caso este não seja cumprido, podem levar a uma infração da obrigação acordada (Diniz, 2006).

Na enfermagem, quando o profissional se vincula à obrigação de prestar algum serviço, aplicam-se os princípios da **obrigação de meio**. Nessa situação, o profissional passa a se utilizar da prudência e da diligência normais para a prestação de um serviço, objetivando alcançar um resultado (Oguisso; Schmidt, 2019). Um exemplo é o caso de alguém que procura o enfermeiro para tratar uma lesão por pressão. Esse resultado não é objetivo, contudo o paciente tem o direito de exigir que o profissional o trate com diligência; não poderá, porém, exigir a cura para a lesão. Ao final do tratamento, mesmo que não haja a cura, o paciente é obrigado a pagar pelo que foi contratado.

Já a **obrigação de resultado** refere-se à situação em que o cliente tem o direito de exigir do profissional a produção de um resultado, como no caso da construção de uma obra por empreitada. Quando um profissional de saúde realiza o atendimento a um cliente ou paciente que o procurou, estabelece-se de imediato uma obrigação contratual, expressa ou convencional, tácita e inquestionável (Oguisso; Schmidt, 2019).

A Lei n. 7.498, de 25 de junho de 1986, e o Decreto n. 94.406, de 8 de junho de 1987, que versam sobre a regulamentação do exercício da enfermagem, apresentam uma relação de atividades privativas do enfermeiro. Com base na legislação, o trabalho autônomo se constitui na execução com independência e autonomia técnica, fundada nos princípios da cientificidade, sem a necessidade de se pedir licença ou autorização a alguém (Oguisso; Schmidt, 2019).

Logo, pautado em seu trabalho e em suas competências profissionais, o enfermeiro tem liberdade de realizar o cuidado ou desempenhar determinadas atividades técnicas, visto que a lei lhe outorgou poderes para tal. Em contraponto, tem a responsabilidade profissional, ou seja, deve executar com competência a função, assumindo a obrigação de meio, citada anteriormente. Ao prestar atendimento a um cliente ou paciente que lhe foi designado, estabelece-se imediatamente uma obrigação contratual tácita e convencional, embora não esteja escrita. Lastimavelmente, são poucos os enfermeiros que passaram a assumir a verdadeira dimensão de sua profissão. Isso decorre de várias questões: timidez, insegurança, receio de assumir responsabilidades, evasão a possíveis críticas, ausência de hábito e conhecimento reduzido sobre a amplitude de sua competência, sua autoridade profissional e sua responsabilidade perante a sociedade (Oguisso; Schmidt, 2019).

Dessa forma, o enfermeiro como profissional liberal ou trabalhador autônomo pode exercer as seguintes atividades em sua **clínica** ou **consultório** de enfermagem (Oguisso; Schmidt, 2019):

- consulta de enfermagem;
- administração de medicamentos e tratamentos prescritos;

- prescrição de medicamentos estabelecidos em programas de saúde pública e em rotina aprovada pela instituição (pública ou privada);
- orientação e treinamento de pacientes para a autoaplicação de medicamentos e tratamentos;
- orientação e controle de pacientes portadores de doenças crônicas, como diabetes, epilepsia, hipertensão arterial etc.;
- orientação e controle de gestantes, crianças e idosos sadios;
- ministração de cursos de preparação de gestantes para o parto;
- ministração de cursos sobre cuidados com o bebê.

Além da clínica ou consultório de enfermagem, o enfermeiro também pode realizar **atendimento ou internação domiciliar**, ou *home care*, executando as seguintes ações ou procedimentos (Oguisso; Schmidt, 2019):

- consulta de enfermagem;
- planejamento da assistência de enfermagem a ser prestada ou plano de atenção domiciliar (PAD), de acordo com regulamentação do Ministério da Saúde e as resoluções da Agência Nacional de Vigilância Sanitária (Anvisa) (Brasil, 1993);
- instalação de mobiliário, equipamentos e aparelhos necessários para a internação domiciliar do paciente;
- orientação, treinamento e supervisão de técnicos e auxiliares de enfermagem e familiares/cuidadores para o cuidado de pacientes dependentes;
- orientação e controle de puérperas, recém-nascidos, pacientes senis ou portadores de doenças crônicas e incapacitantes;
- administração de medicamentos e tratamentos prescritos.

Mesmo no ambiente hospitalar, integrando equipe multiprofissional e administrativamente subordinado a uma chefia ou coordenação, o enfermeiro pode exercer todas as suas funções técnicas com total autonomia e independência, pautado nos princípios básicos e científicos que orientam intervenções e ações de enfermagem (Oguisso; Schmidt, 2019).

6.2 *Marketing* pessoal e liderança

O *marketing* pessoal para o profissional de enfermagem pode lhe proporcionar um maior destaque, quando o indivíduo valoriza essa necessidade. Também é uma estratégia que favorece o enfermeiro que atua como profissional liberal.

O exercício da liderança também é fundamental; independentemente da posição do enfermeiro na equipe de saúde, sempre será exigida alguma noção de liderança para o desenvolvimento de suas atividades.

6.2.1 *Marketing* pessoal

O *marketing* pessoal é uma ferramenta para a promoção pessoal, aplicada com o fim de se alcançar o sucesso pessoal e profissional. Promove a imagem e cria um diferencial para influenciar fortemente o olhar das pessoas sobre o profissional. Confere maior destaque à carreira, diferenciando um profissional do outro, ou seja, traz a projeção para a visibilidade social do enfermeiro.

> **Você conhece o conceito de *marketing*?**
>
> O termo vem de *market* (mercado). Embora seja uma palavra da língua inglesa, usamos o mesmo termo no português, pois não existe uma tradução literal para a palavra.
>
> O *marketing* realiza o estudo do mercado de produtos (sapatos, roupas, cosméticos etc.) ou serviços (telefonia, consórcios, hospitais etc.) (Kotler, 2010). Para a American Marketing Association (AMA), trata-se da atividade, conjunto de instituições e processos para realizar a criação, a comunicação, a entrega e a troca de ofertas que tenham valor para clientes, parceiros e sociedade (AMA, 2023).

O *marketing* pessoal, por sua vez, além de ser utilizado como forma de autopromoção para a garantia do emprego ou a conquista de clientes, compreende ferramentas usadas em benefício da própria carreira (Pereira; Souza, 2017). Podemos destacar que essa ferramenta traz benefícios para a carreira e a vida, pois ajuda a atingir os objetivos desejados e obter um lugar de destaque nas camadas sociais. Para isso, porém, é necessário ter paciência, disciplina, perseverança, elevada autoestima e determinação, além de crenças e valores que direcionem atitudes e comportamentos para alcançar o objetivo final (Oliveira, 2018).

Dessa forma, não são somente as habilidades profissionais do enfermeiro que contam na jornada, mas também ele próprio, ou seja, tanto o que é quanto o que sabe fazer. As pessoas veem o profissional como enxergam um *outdoor*, um comercial na TV, uma exposição de um jornal. Por isso, o enfermeiro deve se vestir de acordo com suas tarefas, para que possa transmitir seriedade e segurança aos pacientes e também a outros profissionais da equipe (Oliveira, 2018). As vestimentas não podem sugerir sensualidade, um equívoco presente na profissão; devem obedecer às normas e legislações vigentes para os serviços de saúde e sempre considerar as regras locais.

Além disso, o enfermeiro deve ter uma excelente habilidade comunicacional em todas as atividades realizadas: atendimentos, reuniões, elaboração e defesa de projetos, lançamento de produtos, negociações, entrevistas ou apresentações em público (Balsanelli et al., 2011).

A comunicação é um recurso essencial para a liderança, visto que permite que o enfermeiro realize suas atividades sempre pautado nas inter-relações com o cliente, a instituição e a equipe multiprofissional, possibilitando melhorias na qualidade da assistência de enfermagem. Partiremos, então, para o tópico sobre liderança.

6.2.2 Liderança

A temática da liderança começou a ser estudada no início do século XX, por meio de diversas teorias e pesquisas sobre a eficácia da liderança. Existem inúmeros conceitos relacionados nas áreas da administração e da enfermagem; são vários os autores, com diversas definições, porém todos convergem para um ponto em comum: traços e estilos de influência, ou seja, o exercício intencional de influência de uma pessoa sobre as outras e a interação com os integrantes do grupo.

Liderança não tem relação com poder, mas com um processo bilateral, em que se priorizam os colaboradores, os quais necessariamente precisam estar motivados (Canastra; Ferreira, 2012; Manola; Moreira, 2014). Liderar um grupo requer vasta sabedoria e recursos considerados fundamentais para que possam ser implementadas as transformações que visem alicerçar a equipe de colaboradores, fazendo com que se sintam úteis e desejem compartilhar ações e oportunidades de melhorias (Oliveira, 2018). A liderança envolve o ato de influenciar pessoas para o crescimento e as mudanças, mesmo aquelas que sejam de menor ordem.

O enfermeiro deve conhecer seus liderados e vê-los como indivíduos com capacidade intelectual e competências profissionais, sem se esquecer das potenciais fragilidades e dificuldades que todos os seres humanos apresentam (Oliveira, 2018).

> Aliada à liderança está a comunicação: quando esta é eficaz, o enfermeiro tem melhores resultados nas questões de liderança.

O profissional de enfermagem deve aperfeiçoar sua capacidade de liderança, pois se encontra à frente de uma equipe, conduz processos, faz interface com a equipe multidisciplinar, orienta pacientes, familiares e cuidados. Enfim, tem um papel de estímulo nas ações da enfermagem e da saúde.

Em seu relatório para o futuro da enfermagem, o Institute of Medicine (IOM) destaca algumas recomendações importantes a serem seguidas (IOM, 2011):

- alargar as oportunidades aos enfermeiros na questão da liderança e difundir todos os possíveis esforços de melhoria colaborativa;
- implementar programas de residência em enfermagem;
- ampliar a proporção de enfermeiros com grau de bacharelado em 80% e duplicar o número de enfermeiros com título de doutor.

Quanto maior o percentual de enfermagem com graduação em uma instituição de saúde, menor é a incidência de eventos adversos (Kutney-Lee; Sloane; Aiken, 2013). Ou seja, para o desenvolvimento de sua profissão, o enfermeiro deve acompanhar as tendências futuras da qualidade da assistência, perpassando as necessidades do mundo do trabalho.

6.3 Anotações de enfermagem no exercício profissional

Em 1856, Florence Nightingale ensinou que todos os fatos observados pela enfermeira deveriam ser relatados ao médico de modo preciso e correto (Nightingale, 1989).

Assim, uma anotação de enfermagem é a descrição de todos os cuidados prestados pela equipe de enfermagem. Trata-se de uma atividade técnica realizada por todos os participantes do processo de cuidar, para que possa ser garantida a continuidade do serviço. Além de ser um importante meio de comunicação entre as equipes envolvidas no tratamento integral, fornece subsídios para os indicadores da assistência e epidemiológicos.

No cotidiano, os enfermeiros tomam diversas decisões acerca da assistência, e estas poderão ser sujeitas a revisões judiciais. Desse modo, a anotação faz parte do cuidado, para que todas as ações registradas possam ser acompanhadas, e também dá segurança para quem a fez. Uma anotação sem qualidade, confusa, com falta de informações ou até mesmo sem substância técnica poderá facilmente indicar falta de profissionalismo na assistência prestada ao paciente (Oguisso; Schmidt, 2019).

De acordo com a legislação vigente nos dias atuais (Decreto n. 94.406/1987, art. 14, inciso II), incumbe a todo o pessoal de enfermagem, "quando for o caso, anotar no prontuário do paciente as atividades da assistência de Enfermagem para fins estatísticos" (Brasil, 1987). Cabe destacar que não está descrito que a anotação faz parte do cuidado ou que deveria fazer parte do processo de sistematização da assistência de enfermagem, mas que ela é importante para que haja um registro cronológico das observações sobre a evolução do paciente, as condições objetivas e subjetivas do estado de saúde e a respectiva assistência prestada (Oguisso; Schmidt, 2019).

> Na legislação vigente do exercício da enfermagem, não estão definidos critérios, circunstâncias e periodicidade para a anotação (Oguisso; Schmidt, 2019).

Vejamos o arcabouço legal que rege as anotações de enfermagem:

- Lei do Exercício da Enfermagem – Lei n. 7.498/1986;
- Código Civil;
- Código Penal;
- Código de Defesa do Consumidor;
- Resolução Cofen n. 358/2009;
- Resolução Cofen n. 429/2012;
- Código de Ética dos Profissionais de Enfermagem (Cepe-2017, Resolução Cofen n. 564/2017), especificamente nos arts. 25, 35, 41, 42, 54, 68 e 72.

Particularmente a Resolução Cofen n. 358/2009, que dispõe sobre a Sistematização da Assistência de Enfermagem (SAE) e a implementação do processo de enfermagem em ambientes públicos ou privados, estabelece, em seu art. 6º, que "A execução do processo de enfermagem deve ser registrada formalmente" (Cofen, 2009).

Logo, o registro e as anotações das atividades de enfermagem, das intercorrências e das ocorrências são necessários em qualquer área da assistência de enfermagem (hospitalar, pré-hospitalar, intra-hospitalar e extra-hospitalar), em documento próprio, por meio impresso ou eletrônico, para que haja comprovação das ações e ainda se garanta amparo legal.

Além desse registro, existe a Anotação de Responsabilidade Técnica (ART) de enfermeiro, que veremos a seguir.

6.3.1 Anotação de Responsabilidade Técnica (ART) de enfermeiro

O enfermeiro responsável técnico é o responsável pelo planejamento, pela organização, pela direção, pela coordenação, pela execução e pela avaliação dos serviços de enfermagem da empresa/instituição, conforme a Resolução Cofen n. 509, de 15 de março de 2016. Vejamos três conceitos presentes nessa resolução, em seu art. 2º:

> II – Anotação de Responsabilidade Técnica (ART) pelo Serviço de Enfermagem: ato administrativo decorrente do poder de polícia vinculado no qual o Conselho Regional de Enfermagem, na qualidade de órgão fiscalizador do exercício profissional, concede, a partir do preenchimento de requisitos legais, licença ao enfermeiro Responsável Técnico para atuar como liame entre o Serviço de Enfermagem da empresa/instituição e o Conselho Regional de Enfermagem, visando facilitar o exercício da atividade fiscalizatória em relação aos profissionais de Enfermagem que nela executam suas atividades, assim como, promover a qualidade e desenvolvimento de uma assistência de enfermagem

em seus aspectos técnico, ético, e segura para a sociedade e profissionais de enfermagem;

III – Certidão de Responsabilidade Técnica (CRT): documento emitido pelo Conselho Regional de Enfermagem, pelo qual se materializa o ato administrativo de concessão de Anotação de Responsabilidade Técnica pelo Serviço de Enfermagem;

IV – Enfermeiro Responsável Técnico (ERT): profissional de Enfermagem de nível superior, nos termos da Lei nº 7.498, de 25 de junho de 1986 e do Decreto nº 94.406, de 08 de junho de 1987, que tem sob sua responsabilidade o planejamento, organização, direção, coordenação, execução e avaliação dos serviços de Enfermagem, a quem é concedida, pelo Conselho Regional de Enfermagem, a ART. (Cofen, 2016a)

O ERT terá registro da CRT quando realizar alguma das seguintes funções: gestão assistencial, gestão de área técnica e gestão de ensino.

6.4 Exercício da enfermagem em centro cirúrgico, transplante de órgãos e tecidos, unidade de terapia intensiva e unidade obstétrica e neonatal

A enfermagem está presente em vários cenários e setores que realizam a assistência. Nesta seção, veremos alguns desses cenários.

6.4.1 Centro cirúrgico

O centro cirúrgico é um dos setores mais importantes do estabelecimento de saúde, um local dotado de elementos das mais elevadas tecnologias e complexidade, com recursos humanos especializados para a realização de procedimentos cirúrgicos para tratamento de doenças e traumatismos e intervenções estéticas. Além do centro cirúrgico, temos a Central de Material e Esterilização (CME), uma unidade de apoio técnico (Oguisso; Schmidt, 2019). Tanto no centro cirúrgico quanto na CME, a atuação do enfermeiro se faz presente, porém com atividades distintas.

Quanto à ação no centro cirúrgico, o enfermeiro poderá responder civil e criminalmente, conforme previsto no art. 951 do Código Civil: "casos de negligência, imprudência ou imperícia, causar a morte do paciente, agravar-lhe o mal, causar-lhe lesão ou inabilitá-lo para o trabalho" (Brasil, 2002). O Cepe-2017 destaca as proibições:

> Art. 62. Executar atividades que não sejam de sua competência técnica, científica, ética e legal ou que não ofereçam segurança ao profissional, à pessoa, à família e à coletividade.
>
> [...]
>
> Art. 64. Provocar, cooperar, ser conivente ou omisso diante de qualquer forma ou tipo de violência contra a pessoa, família e coletividade, quando no exercício da profissão.
>
> [...]
>
> Art. 70. Utilizar dos conhecimentos de enfermagem para praticar atos tipificados como crime ou contravenção penal, tanto em ambientes onde exerça a profissão, quanto naqueles em

que não a exerça, ou qualquer ato que infrinja os postulados éticos e legais.

[...]

Art. 72. Praticar ou ser conivente com crime, contravenção penal ou qualquer outro ato que infrinja postulados éticos e legais, no exercício profissional.

Art. 73. Provocar aborto, ou cooperar em prática destinada a interromper a gestação, exceto nos casos permitidos pela legislação vigente.

Parágrafo único. Nos casos permitidos pela legislação, o profissional deverá decidir de acordo com a sua consciência sobre sua participação, desde que seja garantida a continuidade da assistência.

Art. 74. Promover ou participar de prática destinada a antecipar a morte da pessoa.

Art. 75. Praticar ato cirúrgico, exceto nas situações de emergência ou naquelas expressamente autorizadas na legislação, desde que possua competência técnica-científica necessária.

Art. 76. Negar assistência de enfermagem em situações de urgência, emergência, epidemia, desastre e catástrofe, desde que não ofereça risco a integridade física do profissional.

Art. 77. Executar procedimentos ou participar da assistência à saúde sem o consentimento formal da pessoa ou de seu representante ou responsável legal, exceto em iminente risco de morte.

Art. 78. Administrar medicamentos sem conhecer indicação, ação da droga, via de administração e potenciais riscos, respeitados os graus de formação do profissional.

Art. 79. Prescrever medicamentos que não estejam estabelecidos em programas de saúde pública e/ou em rotina aprovada em instituição de saúde, exceto em situações de emergência.

Art. 80. Executar prescrições e procedimentos de qualquer natureza que comprometam a segurança da pessoa.

Art. 81. Prestar serviços que, por sua natureza, competem a outro profissional, exceto em caso de emergência, ou que estiverem expressamente autorizados na legislação vigente.

Art. 82. Colaborar, direta ou indiretamente, com outros profissionais de saúde ou áreas vinculadas, no descumprimento da legislação referente aos transplantes de órgãos, tecidos, esterilização humana, reprodução assistida ou manipulação genética.

[...]

Art. 87. Registrar informações incompletas, imprecisas ou inverídicas sobre a assistência de Enfermagem prestada à pessoa, família ou coletividade.

Art. 88. Registrar e assinar as ações de Enfermagem que não executou, bem como permitir que suas ações sejam assinadas por outro profissional. (Cofen, 2017b)

O Cofen, com base na Resolução n. 280, de 16 de junho de 2003 (Cofen, 2003), veda a qualquer profissional de enfermagem a função de auxiliar em procedimentos cirúrgicos, salvo em situações de urgência, nas quais exista iminente risco de morte, não cabendo nesse caso circunstâncias como as de cirurgias eletivas. Nas situações em que a instrumentação cirúrgica for realizada pelo profissional de enfermagem, ela não será uma atividade privativa. O profissional de enfermagem também não pode realizar suturas (episiorrafia), com exceção das situações de urgência, nas quais há risco de morte.

6.4.2 Transplante de órgãos e tecidos

Com o avanço da tecnologia, cada vez mais a enfermagem agrega novas áreas de atuação. Entre elas está o transplante de órgãos e tecidos. A participação do enfermeiro se dá em vários processos, como na orientação aos familiares e ao paciente; dessa forma, é essencial ter conhecimentos técnicos, científicos e culturais que sustentem a prática profissional (Oguisso; Schmidt, 2019).

O enfermeiro tem um papel fundamental na doação de órgãos, principalmente nas questões educacionais do paciente e dos familiares, como interlocutor e articulador em todas as etapas do processo. Ainda não temos um sistema de certificação para os enfermeiros que atuam nessa área no Brasil; uma certificação que possa regulamentar essas atividades proporcionaria uma melhor qualificação, com foco no aumento do número de doadores e no avanço do cuidado dos receptores de órgãos (Moraes et al., 2014).

O Cofen, por meio da Resolução n. 292, de 7 de junho de 2004 (Cofen, 2004), normatiza a atuação do enfermeiro na captação e no transplante de órgãos e tecidos, que é o responsável por planejar, executar, coordenar, supervisionar e avaliar os procedimentos de enfermagem prestados aos doadores de órgãos e tecidos. Segundo a resolução, o enfermeiro tem como atividades:

a) Notificar as Centrais de Notificação, Captação e Distribuição de Órgãos-CNNCDO a existência de potencial doador;

b) Entrevistar o responsável legal do doador, solicitando o consentimento livre e esclarecido por meio de autorização da doação de Órgãos e Tecidos, por escrito;

c) Garantir ao responsável legal o direito de discutir com a família sobre a doação, prevalecendo o consenso familiar;

d) Durante a entrevista com a família e representante legal, fornecer as informações sobre o processo de captação que inclui: o esclarecimento sobre o diagnóstico da morte encefálica; o anonimato da identidade do doador para a família do receptor e deste para a família do doador; os exames a serem realizados; a manutenção do corpo do doador em UTI; a transferência e procedimento cirúrgico para a retirada; auxílio funeral e a interrupção em qualquer fase deste processo por motivo de parada cardíaca; exames sorológicos positivos ou desistência familiar da doação;

e) Aplicar a Sistematização da Assistência de Enfermagem (SAE) no processo de doação de órgãos e tecidos;

f) Documentar, registrar e arquivar o processo de doação/transplante no prontuário do doador, bem como do receptor;

g) Transcrever e enviar as informações sobre o processo de doação atualizada para a CNNCDO;

h) Receber e coordenar as equipes de retirada de órgãos, zelando pelo cumprimento da legislação vigente;

i) Cumprir e fazer cumprir acordo firmado no termo da doação;

j) Executar e/ou supervisionar o acondicionamento do órgão até a cirurgia de implante, ou transporte para outra instituição;

k) Exigir documento de identificação da pessoa responsável pelo transporte do órgão/tecido, autorizado pela CNNCDO;

l) Fazer cumprir a Legislação que normatiza a atuação do Enfermeiro e Técnico em sala operatória;

m) Considerar a mesa auxiliar para perfusão de órgãos como campo operatório;

n) Acompanhar e/ou supervisionar a entrega do corpo à família; (Cofen, 2004)

Além disso, o enfermeiro deve desenvolver ações educativas que proporcionem o melhor processo de captação e transplante, participando ativamente com pesquisas nessa área (Oguisso; Schmidt, 2019).

A esse respeito, também temos a Resolução Cofen n. 511, de 29 de março de 2016 (Cofen, 2016b), que aprova a norma técnica sobre a atuação de enfermeiros e técnicos de enfermagem em hemoterapia.

6.4.3 Unidade de terapia intensiva (UTI)

Um setor altamente complexo e que requer vigilância constante são as unidades de terapia intensiva (UTIs). Elas ocupam uma área nobre do estabelecimento de saúde e têm muitos equipamentos, aparelhos, fios, focos de luz, monitores, bombas de infusão, fontes de oxigênio, de ar comprimido e a vácuo, aspiradores portáteis, nebulizadores, negatoscópios e suportes diversos. Trata-se de um setor cujo custo de manutenção é extremamente elevado, visto que pode atender a qualquer tipo de gravidade (Oguisso; Schmidt, 2019).

Na Lei do Exercício Profissional, que descreve o enfermeiro como integrante de equipe de saúde, esse profissional tem, no inciso II do art. 8°, um rol de 17 atividades referentes à elaboração, ao planejamento, à execução e à avaliação de assistência integral à saúde individual e de grupos específicos, particularmente daqueles prioritários e de alto risco (Brasil, 1987).

Com relação ao Cepe-2017, alguns pontos merecem destaque, pois são essenciais para o exercício profissional na UTI:

Art. 12. Abster-se de revelar informações confidenciais de que tenha conhecimento em razão de seu exercício profissional.

[...]

Art. 24. Exercer a profissão com justiça, compromisso, equidade, resolutividade, dignidade, competência, responsabilidade, honestidade e lealdade.

[...]

Art. 39. Esclarecer à pessoa, família e coletividade, a respeito dos direitos, riscos, benefícios e intercorrências acerca da assistência de Enfermagem.

[...]

Art. 52. Manter sigilo sobre fato de que tenha conhecimento em razão da atividade profissional, exceto nos casos previstos na legislação ou por determinação judicial, ou com o consentimento escrito da pessoa envolvida ou de seu representante ou responsável legal.

[...]

Art. 91. Delegar atividades privativas do(a) Enfermeiro(a) a outro membro da equipe de Enfermagem, exceto nos casos de emergência. (Cofen, 2017b)

Por se tratar de um setor crítico, são necessárias habilidades técnicas no trato dos sofisticados equipamentos, com humanização e diálogo com o paciente, preservando-se a privacidade, a autonomia e a liberdade (Pessioni, 1990).

Devemos destacar os crimes de falsidade ideológica na UTI, caso o profissional registre ações de enfermagem que não executou ou deixe de registrar as que executou, uma vez

> que o paciente, em geral, não se encontra em condições de protestar.

6.4.4 Unidade obstétrica e neonatal

Na unidade obstétrica e neonatal, a atuação do enfermeiro-obstetra consiste em prestar a assistência materno-infantil. A própria Organização Mundial da Saúde (OMS, 1973) reconhece nesse profissional todas as qualificações necessárias para uma adequada assistência à gestante, à parturiente, à puérpera e ao recém-nascido, além da orientação à família e à comunidade para a saúde.

A atuação do enfermeiro-obstetra se dá nas seguintes situações (Oguisso; Schmidt, 2019):

- períodos pré-concepcional e concepcional: planejamento familiar, métodos contraceptivos, proteção à maternidade, reprodução humana;
- processos de abortamento: acompanhamento na assistência nas situações previstas em lei;
- assistência pré-natal;
- assistência ao parto;
- assistência ao recém-nascido;
- assistência à puérpera.

É importante que o enfermeiro possa acompanhar os avanços tecnológicos, como a "maternidade eletrônica" de aplicativos como Bebê a Bordo e Minha Gravidez Hoje (Rodrol, 2016). Existe, ainda, a engenharia genética, que permite a manipulação das células germinais humanas. Os avanços são muitos, e por isso o enfermeiro dessa área deve se atualizar continuamente.

6.5 Exercício da enfermagem em saúde mental e psiquiátrica, cuidados paliativos, assistência ao idoso e *home care*

Além dos setores críticos descritos anteriormente, a enfermagem está presente na saúde mental e psiquiátrica, nos cuidados paliativos e na assistência ao idoso e no *home care*. É disso que trataremos a seguir.

6.5.1 Saúde mental e psiquiátrica

Várias são as legislações que regem a saúde mental em nosso país. Cabe mencionar a Lei n. 10.216, de 6 de abril de 2001 (Brasil, 2001a), que resultou do movimento internacional e nacional de combate à discriminação, aos preconceitos e aos tabus existentes em relação à doença mental, satisfazendo os anseios dos profissionais de saúde mental. Essa lei descreve os direitos dos doentes mentais, a assistência a ser prestada, os tipos de internação e a vulnerabilidade desse paciente.

No campo legal da área da enfermagem, emergem outros desafios e dilemas relacionados à tomada de decisões, como as questões relativas aos registros de informações ou observações em prontuário. Em virtude dos abusos que as pessoas com transtornos mentais podem sofrer por parte de familiares, de outros interessados e até de membros da equipe de saúde, é preciso contar com uma supervisão e adequação de todos os que entram em contato com o paciente, a fim de evitar abusos, violência, coações, restrições e estupros (Oguisso; Schmidt, 2019).

> Novamente destacamos o crime de falsidade ideológica no exercício profissional da enfermagem. O art. 299 do Código Penal indica que constitui crime de falsidade ideológica "Omitir, em documento público ou particular, declaração que dele devia constar, ou nele inserir ou fazer inserir declaração falsa ou diversa da que devia ser escrita, com o fim de prejudicar direito, criar obrigação ou alterar a verdade sobre fato juridicamente relevante" (Brasil, 1940). A pena pode ser a reclusão de 1 a 5 anos e multa se o documento for público e de 1 a 3 anos e multa se o documento for particular.

Na assistência psiquiátrica, o registro das observações realizadas sobre o cliente e seus comportamentos e atitudes é fundamental para a evolução clínica e o tratamento. A omissão de qualquer registro ou informação pode ser considerada matéria grave.

A enfermagem psiquiátrica forense tem ganhado força e é uma especialidade em que os conhecimentos da ciência forense são aplicados na assistência ao paciente (Fukuda; Stefanelli; Arantes, 2017; Oguisso; Stefanelli; Freitas, 2009). Em diversas situações, o enfermeiro é o primeiro profissional a prestar atendimento à vítima ou ao agressor, o que requer conhecimentos específicos sobre ciência forense (Clement; Sekula, 2005).

Assim, as atividades do enfermeiro forense envolvem várias situações, como assistência à vítima de agressão física, abuso sexual e tentativa de suicídio e, muitas vezes, uma relação com o próprio agressor. Associadas a essas situações estão a investigação clínica, a coleta e preservação de provas e a consultoria às autoridades legais (Fukuda; Stefanelli; Oguisso, 2015).

6.5.2 Cuidados paliativos

Segundo a OMS, *cuidado paliativo* foi um conceito definido em 1990 e posteriormente atualizado em 2002:

> Cuidados Paliativos consistem na assistência promovida por uma equipe multidisciplinar, que objetiva a melhoria da qualidade de vida do paciente e seus familiares, diante de uma doença que ameace a vida, por meio da prevenção e alívio do sofrimento, por meio de identificação precoce, avaliação impecável e tratamento de dor e demais sintomas físicos, sociais, psicológicos e espirituais. (WHO citado por Inca, 2022)

Os conhecimentos técnicos e científicos do enfermeiro visam à preservação da vida e à recuperação da saúde. Contudo, pacientes terminais sempre confrontarão a presença inoportuna do sofrimento, que a todos amedronta. Diante desse fato, o enfermeiro precisa atuar com o alívio do sofrimento, seja físico, seja mental, seja social. Sua responsabilidade consiste em reduzir o sofrimento, aliviar a dor e fazer com que o paciente se sinta o melhor possível, ajudando-o a morrer em paz, bem como dar apoio à família (Oguisso; Schmidt, 2019).

Segundo o Cepe-2017 (Cofen, 2017b), o profissional de enfermagem deve:

- "Respeitar o pudor, a privacidade e a intimidade da pessoa em todo o seu ciclo vital e nas situações de morte e pós-morte" (art. 43);
- "Prestar assistência de Enfermagem promovendo a qualidade de vida à pessoa e família no processo do nascer, viver, morrer e luto" (art. 48).

6.5.3 Assistência ao idoso

O processo de envelhecimento é inevitável e natural a todos os seres humanos. Em decorrência dos avanços tecnológicos e da melhoria da qualidade de vida, temos uma maior longevidade, que traz consigo repercussões sociais e econômicas. Assim, políticas sociais públicas e privadas devem ser implementadas para que seja possível a promoção de um envelhecimento saudável e ativo (Oguisso; Schmidt, 2019).

Os conceitos de beneficência, autonomia e justiça compõem a chamada **trindade bioética**. São a base para que profissionais de enfermagem possam refletir e discutir as necessidades de idosos e a essência dos cuidados a serem prestados. Também são o alicerce para aqueles mais carentes e penalizados por limitações físicas e cognitivas e outras condições socioeconômicas desfavoráveis (Oguisso; Schmidt, 2019; Duarte, 1997).

Todos os envolvidos no processo de cuidado ao idoso necessitam de muita paciência, respeito, senso de responsabilidade, disponibilidade e acolhimento, para, respaldados pelo princípio da beneficência, ajudarem a pessoa idosa em todas as suas condições de limitação física e de dificuldade em seu cotidiano.

Nas situações de violência contra o idoso e/ou pessoas com deficiência ou incapacitadas, o profissional de enfermagem deve fazer "comunicação externa para os órgãos de responsabilização criminal", conforme previsto no Cepe-2017, art. 52, parágrafo 4º (Cofen, 2017b).

6.5.4 *Home care*

O serviço de enfermagem domiciliar, iniciado no Brasil no século XIX, atualmente é uma realidade mundial, propulsionando a assistência à saúde e a própria enfermagem, além de trazer novos rumos, desafios e empreendedorismo em enfermagem. A assistência domiciliar, prestada fora do ambiente institucional ou hospitalar, é também conhecida como *home care* (Oguisso; Schmidt, 2019).

O *home care* é regulamentado pela Anvisa, por meio da Resolução da Diretoria Colegiada (RDC) n. 11, de 26 de janeiro de 2006, que dispõe sobre o regulamento técnico de funcionamento de serviços, públicos ou privados, que prestam atenção domiciliar (Brasil, 2006a). Quando comparamos essa legislação ao exercício profissional de enfermagem, podemos notar que ela apresenta um avanço significativo quanto às anotações de enfermagem. Outro ponto importante é que foi retirada da palavra *prescrição* a aura de ser ou parecer um termo privativo da prática médica (Dal Ben; Gaidzinski, 2007).

A atuação do enfermeiro no *home care* tem como base a consulta de enfermagem, que envolve a avaliação do estado clínico e psicossocial do paciente em sua realidade domiciliária. É a partir disso que se faz o planejamento da assistência, que envolve espaço físico e recursos humanos e materiais (Dal Ben; Gaidzinski, 2007).

O Cofen publicou a Resolução n. 464, de 20 de outubro de 2014, em que estão estabelecidas as atividades de enfermagem em *home care*, definidas como a prestação de serviços de saúde ao cliente, à família e aos grupos sociais (Cofen, 2014). Já a Resolução Cofen n. 270, de 18 de abril de 2002, regulamenta as empresas prestadoras de serviços de enfermagem domiciliar, definindo a necessidade de haver um enfermeiro como responsável técnico para coordenação de todas as atividades e outro responsável por turno (Cofen, 2002).

Com a revogação da Resolução n. 293, de 21 de setembro de 2004, e sua substituição pela Resolução n. 543, de 18 de abril de

2017, houve a atualização e o estabelecimento de parâmetros para dimensionamento de recursos humanos de enfermagem nas diferentes categorias, conforme os serviços ou locais das atividades, para os cuidados mínimos e intermediários de alta dependência, semi-intensivo e intensivo (Cofen, 2017a).

Uma situação que ampliou e melhorou a atuação na área de *home care* foi a criação, em 2002, da Sociedade Brasileira de Enfermagem em Home Care (Sobehc), que busca desenvolver profissionais para a prestação de serviços domiciliares.

> Evidentemente há outras possibilidades de atuação que não foram descritas. Faça uma pesquisa e descubra outras áreas em que o profissional de enfermagem pode exercer sua atividade.

Na prática

Vimos as áreas de atuação da enfermagem e a atuação do enfermeiro como profissional liberal ou autônomo. Pensando nas possibilidades de empreender em novos serviços e nichos de mercado, faça uma pesquisa em seu município para identificar serviços prestados por profissionais autônomos. Depois, reflita sobre novas possibilidades de atuação e novos serviços que poderiam ser criados pela enfermagem.

Síntese

Neste sexto e último capítulo, apresentamos os cenários de atuação da enfermagem e a possibilidade de trabalhar como profissional liberal. Também mostramos por que são importantes o *marketing* pessoal e as habilidades de liderança.

Tratamos das anotações de enfermagem e das várias legislações que amparam o exercício profissional. Independentemente do modo, o importante é prestar a assistência integral de enfermagem ou, como empresário, fazer com que essa assistência chegue até o paciente/cliente de forma competente, responsável, tecnicamente correta e ética.

Considerações finais

Com a leitura desta obra, esperamos que o leitor compreenda o contexto histórico de desenvolvimento da profissão de enfermeiro, o qual gera reflexos que permeiam a atuação profissional nos dias de hoje. Outro fator que influencia nessa evolução consiste nas diretrizes legislatórias, tal como a regulamentação da profissão, fator que essencialmente tornou a enfermagem uma atividade de livre exercício por indivíduos legalmente habilitados.

A regulamentação da enfermagem e o estabelecimento de outras legislações relacionadas viabilizaram a ampliação das atribuições do enfermeiro, surgindo novos campos de atuação. Nesse cenário, pautado em condutas éticas, responsabilidade profissional, ciência, humanidade e competência, esperamos que o profissional de enfermagem ganhe cada vez mais espaço de atuação no mercado, desenvolvendo ações empreendedoras e inovadoras em prol do cuidado.

Referências

ABEN NACIONAL – Associação Brasileira de Enfermagem. **História**. Disponível em: <https://www.abennacional.org.br/site/historia/>. Acesso em: 23 mar. 2023.

ABRÃO, F. M. da S. et al. Ensino de enfermagem na época do Estado Novo: o caso da Escola Medalha Milagrosa. **Texto & Contexto Enfermagem**, Florianópolis, v. 25, n. 4, out. 2016. Disponível em: <http://dx.doi.org/10.1590/0104-07072016002570015>. Acesso em: 8 mar. 2023.

ALMEIDA, A. M. et al. Conhecimento e interesse em ética médica e bioética na graduação médica. **Revista Brasileira de Educação Médica**, Rio de Janeiro, v. 32, n. 4, p. 437-444, dez. 2008. Disponível em: <https://www.scielo.br/j/rbem/a/mgkJVSVZB8sPQWW5KRLGvfm/abstract/?lang=pt>. Acesso em: 23 mar. 2023.

ALMEIDA, M. C. P. et al. A Pós-Graduação na Escola de Enfermagem de Ribeirão Preto – USP: evolução histórica e sua contribuição para o desenvolvimento da enfermagem. **Revista Latino-Americana de Enfermagem**, Ribeirão Preto, v. 10, n. 3, p. 276-287, 2002. Disponível em: <http://dx.doi.org/10.1590/S0104-11692002000300003>. Acesso em: 8 mar. 2023.

AMA – American Marketing Association. **Definitions of Marketing**. Disponível em: <https://www.ama.org/AboutAMA/Pages/Definition-of-*Marketing*.aspx>. Acesso em: 7 mar. 2023.

ARAÚJO, N. C. A.; MOTA, F. R. L. Prontuário do paciente: questões éticas. **Informação em Pauta**, Fortaleza, v. 5, n. especial, 2020. Disponível em: <https://brapci.inf.br/index.php/res/download/138936>. Acesso em: 3 abr. 2023.

BALSANELLI, A. P. et al. **Competências gerenciais**: desafios para o enfermeiro. São Paulo: Martinari, 2011.

BARREIRA, I. A. **A enfermeira Ana Néri no "País do Futuro"**: a aventura da luta contra a tuberculose. 335 f. Tese (Doutorado em Enfermagem) – Escola de Enfermagem Anna Nery, Universidade Federal do Rio de Janeiro, Rio de Janeiro, 1992. Disponível em: <https://pantheon.ufrj.br/bitstream/11422/11084/1/107588.pdf>. Acesso em: 3 abr. 2023.

BASTOS, A. História do direito: como a profissão foi construída ao longo dos anos. **Projuris**, 15 maio 2019. Disponível em: <https://www.projuris.com.br/blog/historia-do-direito/>. Acesso em: 9 mar. 2023.

BBC. **Mary Seacole (1805-1881)**.Disponível em: <http://www.bbc.co.uk/history/historic_figures/seacole_mary.shtml>. Acesso em: 7 mar. 2023.

BERLINGUER, G. Bioethics, Power and Justice. In: GARRAFA, V.; PESSINI, L. (Org.). **Bioética**: poder e injustiça. São Paulo: Centro Universitário São Camilo; Loyola; Sociedade Brasileira de Bioética, 2003. p. 45-58.

BIONDO, C. S. et al. Perspectivas do conhecimento da bioética pelos acadêmicos de saúde para atuação profissional. **Enfermería Actual de Costa Rica**, San José, v. 1, n. 35, p. 63-74, dez. 2018. Disponível em: <https://www.scielo.sa.cr/scielo.php?script=sci_art text&pid=S1409-45682018000200063>. Acesso em: 23 mar. 2023.

BLAINEY, G. **Uma breve história do século XX**. São Paulo: Fundamento Educacional, 2009.

BRASIL. Câmara dos Deputados. Projeto de Lei n. 4.930/2016. Altera a Lei n. 7.498, de 25 de junho de 1986, que regulamenta o exercício da enfermagem, para nela incluir a obrigatoriedade da realização de exame de suficiência para obtenção de registro profissional. Disponível em: <https://www.camara.leg.br/proposicoesWeb/fichadetramitacao?idProposicao=2081598>. Acesso em: 9 mar. 2023

BRASIL. Constituição (1988). **Diário Oficial da União**, Brasília, DF, 5 out. 1988. Disponível em: <https://www.planalto.gov.br/ccivil_03/constituicao/constituicao.htm>. Acesso em: 9 mar. 2023.

BRASIL. Decreto-Lei n. 2.848, de 7 de dezembro de 1940. **Diário Oficial da União**, Poder Executivo, Rio de Janeiro, 31 dez. 1940. Disponível em: <https://www.planalto.gov.br/ccivil_03/decreto-lei/del2848.htm>. Acesso em: 9 mar. 2023.

BRASIL. Decreto-Lei n. 5.452, de 1º de maio de 1943. **Diário Oficial da União**, Poder Executivo, Rio de Janeiro, 9 ago. 1943. Disponível em: <https://www.planalto.gov.br/ccivil_03/decreto-lei/del5452compilado.htm>. Acesso em: 9 mar. 2023.

BRASIL. Decreto n. 94.406, de 8 de junho de 1987. **Diário Oficial da União**, Poder Executivo, Brasília, DF, 9 jun. 1987. Disponível em: <https://www.planalto.gov.br/ccivil_03/decreto/1980-1989/d94406.htm>. Acesso em: 9 mar. 2023.

BRASIL. Lei n. 2.604, de 17 de setembro de 1955. **Diário Oficial da União**, Poder Executivo, Rio de Janeiro, 21 set. 1955. Disponível em: <http://www.planalto.gov.br/ccivil_03/LEIS/L2604.htm>. Acesso em: 7 mar. 2023.

BRASIL. Lei n. 5.905, de 12 de julho de 1973. **Diário Oficial da União**, Poder Executivo, Brasília, DF, 13 jul. 1973. Disponível em: <http://www.planalto.gov.br/ccivil_03/leis/l5905.htm>. Acesso em: 7 mar. 2023.

BRASIL. Lei n. 7.498, de 25 de junho de 1986. **Diário Oficial da União**, Poder Legislativo, Brasília, DF, 26 jun. 1986. Disponível em: <http://www.planalto.gov.br/ccivil_03/LEIS/L7498.htm>. Acesso em: 7 mar. 2023.

BRASIL. Lei n. 8.742, de 7 de dezembro de 1993. **Diário Oficial da União**, Poder Legislativo, Brasília, DF, 8 dez. 1993. Disponível em: <http://www.planalto.gov.br/ccivil_03/Leis/L8742.htm>. Acesso em: 7 mar. 2023.

BRASIL. Lei n. 8.967, de 28 de dezembro de 1994. **Diário Oficial da União**, Poder Legislativo, Brasília, DF, 28 dez. 1994. Disponível em: <https://www.planalto.gov.br/ccivil_03/leis/1989_1994/l8967.htm#:~:text=LEI%20N%C2%BA%208.967%2C%20DE%2028,enfermagem%20e%20d%C3%A1%20outras%20provid%C3%AAncias>. Acesso em: 3 abr. 2023.

BRASIL. Lei n. 10.216, de 6 de abril de 2001. **Diário Oficial da União**, Poder Legislativo, Brasília, DF, 9 abr. 2001a. Disponível em: <http://www.planalto.gov.br/ccivil_03/leis/leis_2001/l10216.htm>. Acesso em: 7 mar. 2023.

BRASIL. Lei n. 10.406, de 10 de janeiro de 2002. **Diário Oficial da União**, Poder Legislativo, Brasília, DF, 11 jan. 2002. Disponível em: <https://www.planalto.gov.br/ccivil_03/leis/2002/l10406compilada.htm>. Acesso em: 9 mar. 2023.

BRASIL. Lei n. 12.842, de 10 de julho de 2013. **Diário Oficial da União**, Poder Legislativo, Brasília, DF, 11 jul. 2013a. Disponível em: <https://www.planalto.gov.br/ccivil_03/_ato2011-2014/2013/lei/l12842.htm>. Acesso em: 9 mar. 2023.

BRASIL. Lei n. 14.434, de 4 de agosto de 2022. **Diário Oficial da União**, Poder Legislativo, Brasília, DF, 4 ago. 2022. Disponível em: <https://normas.leg.br/?urn=urn:lex:br:federal:lei:2022-08-04;14434>. Acesso em: 3 abr. 2023.

BRASIL. Ministério da Educação e da Cultura. **Programa de integração**. Brasília, 1981.

BRASIL. Ministério da Educação. Conselho Nacional de Educação. Câmara de Educação Superior. Resolução n. 3, de 7 de novembro de 2001. **Diário Oficial da União**, Brasília, DF, 9 nov. 2001b. Disponível em: <http://portal.mec.gov.br/cne/arquivos/pdf/CES03.pdf>. Acesso em: 7 mar. 2023.

BRASIL. Ministério da Educação. Conselho Nacional de Educação. Parecer n. 33, de 1º de fevereiro de 2007. **Diário Oficial da União**, Brasília, DF, 27 ago. 2007. Disponível em: <http://portal.mec.gov.br/cne/arquivos/pdf/2007/pces033_07.pdf>. Acesso em: 7 mar. 2023.

BRASIL. Ministério da Saúde. Agência Nacional de Vigilância Sanitária. Resolução RDC n. 11, de 26 de janeiro de 2006. **Diário Oficial da União**, Brasília, DF, 30 jan. 2006a. Disponível em: <https://bvsms.saude.gov.br/bvs/saudelegis/anvisa/2006/res0011_26_01_2006.html>. Acesso em: 7 mar. 2023.

BRASIL. Ministério da Saúde. Conselho Nacional de Saúde. Resolução n. 466, de 12 de dezembro de 2012. **Diário Oficial da União**, Brasília, DF, 13 jun. 2013b. Disponível em: <https://conselho.saude.gov.br/resolucoes/2012/Reso466.pdf>. Acesso em: 9 mar. 2023.

BRASIL. Ministério da Saúde. Fundação Serviços de Saúde Pública. **Enfermagem**: legislação e assuntos correlatos. 3. ed. Rio de Janeiro: Artes Gráficas da Fsesp, 1974.

BRASIL. Ministério da Saúde. Gabinete do Ministro. Portaria n. 971, de 3 de maio de 2006. **Diário Oficial da União**, Brasília, DF, 3 maio 2006b. Disponível em: <https://bvsms.saude.gov.br/bvs/saudelegis/gm/2006/prt0971_03_05_2006.html>. Acesso em: 9 mar. 2023.

BRASIL. Ministério da Saúde. Secretaria de Gestão do Trabalho e da Educação na Saúde. Departamento de Gestão da Regulação do Trabalho em Saúde. **Câmara de Regulação do Trabalho em Saúde**. Brasília: Ministério da Saúde, 2006c.

BRASILEIRO, D. F.; SANNA, M. C. Instruções do primeiro concurso para enfermeiros do Departamento Administrativo do Serviço Público: revelações datadas de 1941. **Texto &Contexto Enfermagem**, Florianópolis, v. 24, n. 2, p. 415-423, 2015. Disponível em: <http://dx.doi.org/10.1590/0104-07072015000452014>. Acesso em: 8 mar. 2023.

CAMPOS, C. E. A.; COHN, A.; BRANDÃO, A. L. Trajetória histórica da organização sanitária da cidade do Rio de Janeiro: 1916-2015 – cem anos de inovação e conquista. **Ciência & Saúde Coletiva**, Rio de Janeiro, v. 21, n. 5, p. 1351-1364, 2016. Disponível em: <https://doi.org/10.1590/1413-81232015215.00242016>. Acesso em: 8 mar. 2023.

CAMPS, V. **Breve historia de la ética**. Barcelona: RBA Libros, 2017.

CANASTRA, M. A. A. P.; FERREIRA, M. A. D. F. Liderar com competência... ou (treinar) competências de liderança. **Revista de Enfermagem UFPI**, v. 1, n. 1, p. 77-81, 2012. Disponível em: <https://ojs.ufpi.br/index.php/reufpi/article/view/713/627>. Acesso em: 23 mar. 2023.

CARDOSO, M. M. V. N.; MIRANDA, C. M. Anna Justina Ferreira Nery: um marco na história da enfermagem brasileira. **Revista Brasileira de Enfermagem**, Brasília, v. 52, n. 3, p. 234-245, 1999. Disponível em: <http://dx.doi.org/10.1590/S0034-71671999000300003>. Acesso em: 8 mar. 2023.

CARVALHO, A. C. Associação Brasileira de Enfermagem: 1926-1976 – documentário. **Revista Brasileira de Enfermagem**, v. 55, n. 3, 2002. Disponível em: <https://doi.org/10.1590/S0034-71672002000300003>. Acesso em: 3 abr. 2023.

CARVALHO, B. G. C.; MARTINS, G. B.; CORDONI JUNIOR, L. C. A organização do sistema de saúde no Brasil. In: ANDRADE, S. M.; SOARES, D. A.; CORDONI JUNIOR, L. **Bases da saúde coletiva**. Londrina: UEL/Abrasco, 2001. p. 27-59.

CIE – Conselho Internacional de Enfermeras. **Misión, visión, constitución y plan estratégico**. Disponível em: <https://www.icn.ch/es/quienes-somos/mision-vision-constitucion-y-plan-estrategico>. Acesso em: 9 mar. 2023a.

CIE – Consejo Internacional de Enfermeras. **Red de enfermeras de atención directa/enfermería de práctica avanzada**. Disponível em: <https://www.icn.ch/es/quienes-somos/red-de-enfermeras-de-atencion-directaenfermeria-de-practica-avanzada>. Acesso em: 23 mar. 2023b.

CIETTO, L.; PEREIRA, M. D. S. D. Integração da assistência e do ensino de enfermagem: considerações sobre aspectos organizacionais e administrativos. **Revista Brasileira de Enfermagem**, Brasília, v. 34, n. 1, p. 41-47, 1981. Disponível em: <http://dx.doi.org/10.1590/0034-716719810001000007>. Acesso em: 8 mar. 2023.

CLEMENT, P.; SEKULA, L. K. Toward Advancement and Evolution of Forensic Nursing: the Interfaces and Interplay of Research, Theories and Practice. **Journal of Forensic Nursing**, v. 1, n. 1, p. 35-36, 2005. Disponível em: <https://pubmed.ncbi.nlm.nih.gov/17073053/>. Acesso em: 23 mar. 2023.

COFEN – Conselho Federal de Enfermagem. **Enfermagem em números**. Disponível em: <http://www.cofen.gov.br/enfermagem-em-numeros>. Acesso em: 6 mar. 2023a.

COFEN – Conselho Federal de Enfermagem. **O Cofen**. Disponível em: <http://www.cofen.gov.br/o-cofen>. Acesso em: 6 mar. 2023b.

COFEN – Conselho Federal de Enfermagem. Resolução n. 9, de 4 de outubro de 1975. **Diário Oficial da União**, Brasília, DF, 29 mar. 1976. Disponível em: <http://biblioteca.cofen.gov.br/wp-content/uploads/2018/11/C%C3%B3digo-de-Deontologia-da-Enfermagem-1976.pdf>. Acesso em 23 mar. 2023.

COFEN – Conselho Federal de Enfermagem. Resolução n. 160, de 12 de maio de 1993. Rio de Janeiro, 12 maio 1993. Disponível em: <https://sidejoi.files.wordpress.com/2011/10/cc3b3digo-de-c3a9tica2.pdf>. Acesso em 23 mar. 2023.

COFEN – Conselho Federal de Enfermagem. Resolução n. 270, de 18 de abril de 2002. **Diário Oficial da União**, Brasília, DF, 18 abr. 2002. Disponível em: <http://www.cofen.gov.br/resoluo-cofen-2702002_4307.html#:~:text=RESOLVE%3A-,Art.,publica%C3%A7%C3%A3o%2C%20revogando%20disposi%C3%A7%C3%B5es%20em%20contr%C3%A1rio.>. Acesso em: 7 mar. 2023.

COFEN – Conselho Federal de Enfermagem. Resolução n. 280, de 16 de junho de 2003. **Diário Oficial da União**, Brasília, DF, 16 jun. 2003. Disponível em: <http://www.cofen.gov.br/resoluo-cofen-2802003_4316.html>. Acesso em: 7 mar. 2023.

COFEN – Conselho Federal de Enfermagem. Resolução n. 292, de 7 de junho de 2004. **Diário Oficial da União**, Brasília, DF, 7 jun. 2004. Disponível em: <http://www.cofen.gov.br/resoluo-cofen-2922004_4328.html>. Acesso em: 7 mar. 2023.

COFEN – Conselho Federal de Enfermagem. Resolução n. 311, de 9 de fevereiro de 2007. **Diário Oficial da União**, Brasília, DF, 9 fev. 2007. Disponível em: <http://www.cofen.gov.br/resoluo-cofen-3112007_4345.html>. Acesso em: 9 mar. 2023.

COFEN – Conselho Federal de Enfermagem. Resolução n. 358, de 15 de outubro de 2009. **Diário Oficial da União**, Brasília, DF, 15 out. 2009. Disponível em: <http://www.cofen.gov.br/resoluo-cofen-3582009_4384.html>. Acesso em: 7 mar. 2023.

COFEN – Conselho Federal de Enfermagem. Resolução n. 370, de 3 de novembro de 2010. **Diário Oficial da União**, Brasília, DF, 3 nov. 2010. Disponível em: <http://www.cofen.gov.br/resolucao-cofen-no-3702010_33338.html>. Acesso em: 9 mar. 2023.

COFEN – Conselho Federal de Enfermagem. Resolução n. 464, de 20 de outubro de 2014. **Diário Oficial da União**, Brasília, DF, 3 nov. 2014. Disponível em: <https://www.legisweb.com.br/legislacao/?id=276411>. Acesso em: 7 mar. 2023.

COFEN – Conselho Federal de Enfermagem. Resolução n. 509, de 15 de março de 2016. **Diário Oficial da União**, Brasília, DF, 4 abr. 2016a. Disponível em: <http://www.cofen.gov.br/resolucao-cofen-no-05092016-2_39205.html>. Acesso em: 7 mar. 2023.

COFEN – Conselho Federal de Enfermagem. Resolução n. 511, de 31 de março de 2016. **Diário Oficial da União**, Brasília, DF, 31 mar. 2016b. Disponível em: <http://www.cofen.gov.br/resolucao-cofen-no-05112016_39095.html>. Acesso em: 7 mar. 2023.

COFEN – Conselho Federal de Enfermagem. Resolução n. 543, de 18 de abril de 2017. **Diário Oficial da União**, Brasília, DF, 12 maio 2017a. Disponível em: <http://www.cofen.gov.br/resolucao-cofen-5432017_51440.html>. Acesso em: 7 mar. 2023.

COFEN – Conselho Federal de Enfermagem. Resolução n. 564, de 6 de novembro de 2017. **Diário Oficial da União**, Brasília, DF, 6 dez. 2017b. Disponível em: <http://www.cofen.gov.br/resolucao-cofen-no-5642017_59145.html>. Acesso em: 7 mar. 2023.

COFEN – Conselho Federal de Enfermagem. Resolução n. 581, de 11 de julho de 2018. **Diário Oficial da União**, Brasília, DF, 19 jul. 2018. Disponível em: <http://www.cofen.gov.br/resolucao-cofen-no-581-2018_64383.html>. Acesso em: 9 mar. 2023.

COLI, R. C. P.; ANJOS, M. F.; PEREIRA, L. L. Postura dos enfermeiros de uma unidade de terapia intensiva frente ao erro: uma abordagem à luz dos referenciais bioéticos. **Revista Latino-Americana de Enfermagem**, v. 18, n. 3, p. 27-33, 2010. Disponível em: <https://www.revistas.usp.br/rlae/article/download/4158/5116/5992>. Acesso em: 3 abr. 2023.

COREN-SC – Conselho Regional de Enfermagem de Santa Catarina. **Semana de Enfermagem**. 2018. Apresentação de slides. Disponível em: <http://www.corensc.gov.br/wp-content/uploads/2018/06/PALESTRA-OFICINA-CODIGO-DE-ETICA-para-enviar.pdf>. Acesso em: 9 mar. 2023.

CORREIA-LIMA, F. G. **Erro médico e responsabilidade civil**. Brasília: Conselho Federal de Medicina; Conselho Regional de Medicina do Estado do Piauí, 2012.

CUNHA, C. Situação de enfermagem no país. **Revista Gaúcha de Enfermagem**, Porto Alegre, v. 2, n. 1, p. 1-8, jun. 1977.

DAL BEN, L. W.; GAIDZINSKI, R. R. Proposta de modelo para dimensionamento do pessoal de enfermagem em assistência domiciliária. **Revista da Escola de Enfermagem da USP**, v. 41, n. 1, p. 97-103, mar. 2007. Disponível em: <https://www.scielo.br/j/reeusp/a/MVDrK8Y7QBDnwCkMFKVbVWj/?lang=pt#>. Acesso em: 23 mar. 2023.

DINIZ, M. H. **Curso de direito civil brasileiro**. São Paulo: Saraiva, 2006.

DOCK, L. L.; STEWART, I. M. **A Short History of Nursing**. New York/London: G. P. Putnam's Sons, 2008.

DUARTE, Y. A. O. Cuidadores de idosos: uma questão a ser analisada. **Mundo Saúde**, v. 21, n. 4, p. 226-230, 1997. Disponível em: <https://pesquisa.bvsalud.org/portal/resource/pt/lil-211710>. Acesso em: 23 mar. 2023.

EGG, R. F. R. **História da ética**. Curitiba: Iesde, 2009. Transcrição da videoaula do curso Ética nas Organizações.

FAIRMAN, J.; LYNAUGH, J. E. **Critical Care Nursing**: a History, Studies in Health, Illness, and Caregiving. Philadelphia: University of Pennsylvania Press, 1998.

FAUSTINO, R. L. H.; EGRY, E. Y. A formação da enfermeira na perspectiva da educação: reflexões e desafios para o futuro. **Revista da Escola de Enfermagem da USP**, São Paulo, v. 36, n. 4, p. 332-337, 2002. Disponível em: <http://dx.doi.org/10.1590/S0080-62342002000400006>. Acesso em: 8 mar. 2023.

FERNANDES, A. **O trabalhador autônomo**. São Paulo: Atlas, 1992.

FERREIRA, A. B. H. **Novo dicionário Aurélio da língua portuguesa**. 3. ed. Curitiba: Positivo, 2004.

FRANCO JUNIOR, H. **Feudalismo**. São Paulo: Brasiliense, 1993.

FRANCO, A. L. et al. Pesquisas em animais: uma reflexão bioética. **Acta Bioethica**, Santiago, v. 20, n. 2, p. 247-253, nov. 2014. Disponível em: <https://scielo.conicyt.cl/pdf/abioeth/v20n2/art12.pdf>. Acesso em: 23 mar. 2023.

FREITAS, G. F. Interfaces entre saúde mental, psiquiatria, direito e enfermagem. In: RIGONATTI, S. P.; ANDRADE, M. L. C. (Org.). **Psiquiatria forense e cultura**. São Paulo: Vetor, 2009. p. 179-218.

FRELLO, A. T.; CARRARO, T. E. Contribuições de Florence Nightingale: uma revisão integrativa da literatura. **Escola Anna Nery**, Rio de Janeiro, v. 17, n. 3, p. 573-579, 2013. Disponível em: <http://dx.doi.org/10.1590/S1414-81452013000300024>. Acesso em: 8 mar. 2023.

FUKUDA, I. M. K.; STEFANELLI, M. C.; OGUISSO, T. Normas nacionais e internacionais de saúde mental: enfermagem forense. In: OGUISSO, T.; FREITAS, G. F. (Org.). **Legislação de enfermagem e saúde**: histórico e atualidades. Barueri: Manole, 2015. p. 280-312.

FUKUDA, M. K.; STEFANELLI, M. C.; ARANTES, E. C. **Enfermagem psiquiátrica em suas dimensões assistenciais**. 2. ed. Barueri: Manole, 2017.

FUNARI, P. P.; NOELLI, F. S. **Pré-história do Brasil**. São Paulo: Contexto, 2002.

GARRAFA, V.; PORTO, D. Bioética, poder e injustiça: por uma ética de intervenção. In: GARRAFA, V.; PESSINI, L. (Org.). **Bioética**: poder e injustiça. São Paulo: Centro Universitário São Camilo; Loyola; Sociedade Brasileira de Bioética, 2003.

GEOVANINI, T. et al. **História da enfermagem**: versões e interpretações. 4. ed. Rio de Janeiro: Thieme Revinter, 2018.

GERMANO, R. M. Organização da enfermagem brasileira. **Enfermagem em Foco**, Rio Grande do Norte, v. 1, n. 1, p. 14-17, 2010. Disponível em: <http://revista.cofen.gov.br/index.php/enfermagem/article/view/3>. Acesso em: 9 mar. 2023.

GOMES, T. O.; ALMEIDA FILHO, A. J.; BAPTISTA, S. S. Enfermeiras-religiosas na luta por espaço no campo da enfermagem. **Revista Brasileira de Enfermagem**, Brasília, v. 58, n. 3, p. 361-366, maio-jun. 2005. Disponível em: <http://dx.doi.org/10.1590/S0034-71672005000300021>. Acesso em: 9 mar. 2023.

GONZÁLEZ, J. S. **Historia de la enfermería**. Barcelona: Editorial Água Clara, 1999.

HAGOPIAN, E. M.; FREITAS, G. F.; BAPTISTA, P. C. P. Assédio moral no trabalho em enfermagem. **Revista Baiana de Enfermagem**, v. 31, n. 1 e16588, 2017. Disponível em: <https://repositorio.usp.br/directbitstream/b08d915f-00f8-4f1a-9fe5-e479fab7d63d/FREITAS%2C%20G%20F%20de%20doc%20111e.pdf>. Acesso em: 23 mar. 2023.

HIRSCHFELD, M.; OGUISSO, T. Visão panorâmica da saúde no mundo e a inserção do home care. **Revista Brasileira de Enfermagem**, v. 55, n. 4, p. 452-459, 2002. Disponível em: <https://www.scielo.br/j/reben/a/tb4LxSQXTxmbrkYTqVXDwVf/?lang=pt&format=pdf>. Acesso em: 3 abr. 2023.

INCA – Instituto Nacional do Câncer. **Cuidados paliativos**. 16 set. 2022. Disponível em: <https://www.gov.br/inca/pt-br/assuntos/gestor-e-profissional-de-saude/controle-do-cancer-do-colo-do-utero/acoes/cuidados-paliativos#:~:text=Segundo%20a%20Organiza%C3%A7%C3%A3o%20Mundial%20da,a%20vida%2C%20por%20meio%20da>. Acesso em: 31 mar. 2023.

IOM – Institute of Medicine. **The Future of Nursing**: Leading Change, Advancing Health. Washington: National Academies Press, 2011. Disponível em: <https://pubmed.ncbi.nlm.nih.gov/24983041/>. Acesso em: 7 mar. 2023.

JADOSKI, R. et al. O consentimento livre e esclarecido: do Código de Nuremberg às normas brasileiras vigentes. **Vittalle – Revista de Ciências da Saúde**, Rio Grande, v. 29, n. 2, p. 116-126, 2017. Disponível em: <https://periodicos.furg.br/vittalle/article/view/7080>. Acesso em: 23 mar. 2023.

JAMIESON, E. M.; SEWALL, M. F.; SUHRIE, E. B. **Historia de la enfermería**. 6. ed. Philadelphia: Interamericana, 1968.

JORGE FILHO, I. **Bioética**: fundamentos e reflexões. Rio de Janeiro: Atheneu, 2017.

KARIMI, H.; ALAVI, N. M. Florence Nightingale: the Mother of Nursing. **Nursing and Midwifery Studies**, v. 4, n. 2, p. 1-8, 27 June 2015. Disponível em: <https://www.ncbi.nlm.nih.gov/pmc/articles/PMC4557413/>. Acesso em: 23 mar. 2023.

KOERICH, A. M. E. et al. A organização da enfermagem e da saúde no contexto da Idade Moderna: o cuidado e a ciência no mundo e no Brasil. In: PADILHA, M. I.; BORENSTEIN, M. S.; SANTOS, I. (Org.). **Enfermagem**: história de uma profissão. 2. ed. São Caetano do Sul: Difusão, 2015. p. 113-149.

KOTLER, P. **Marketing 3.0**: as forças que estão definindo o novo marketing centrado no ser humano. Rio de Janeiro: Elsevier, 2010.

KUTNEY-LEE, A.; SLOANE, D. M.; AIKEN, L. H. An Increase in the Number of Nurses with Baccalaureate Degrees is Linked to Lower Rates of Postsurgery Mortality. **Health Aff**, v. 32, n. 3, p. 579-586, 2013. Disponível em: <https://www.ncbi.nlm.nih.gov/pmc/articles/PMC3711087/>. Acesso em: 23 mar. 2023.

LINO, M. M.; SILVA, S. C. Enfermagem na unidade de terapia intensiva: a história como explicação de uma prática. **Nursing**, São Paulo, v. 4, n. 41, p. 25-29, out. 2001. Disponível em: <https://pesquisa.bvsalud.org/portal/resource/pt/lil-418950>. Acesso em: 23 mar. 2023.

LOMBARDI, M. R.; CAMPOS, V. P. A enfermagem no Brasil e os contornos de gênero, raça/cor e classe social na formação do campo profissional. **Revista da Abet**, v. 17, n. 1, p. 28-46, 2018. Disponível em: <https://periodicos.ufpb.br/index.php/abet/article/download/41162/20622/99218>. Acesso em: 31 mar. 2023.

LOPES, J. A. Bioética: uma breve história – de Nuremberg (1947) a Belmont (1979). **Revista Médica de Minas Gerais**, Belo Horizonte, v. 24, n. 2, p. 262-273, 2014. Disponível em: <https://rmmg.org/artigo/detalhes/1608>. Acesso em: 23 mar. 2023.

MACHADO, M. H. et al. Aspectos gerais da formação de enfermagem: o perfil da formação dos enfermeiros, técnicos e auxiliares. **Enfermagem em Foco**, v. 7, 2016. Disponível em: <http://revista.cofen.gov.br/index.php/enfermagem/article/view/687/297>. Acesso em: 23 mar. 2023.

MACHADO, M. H. et al. Mercado de trabalho e processos regulatórios: a enfermagem no Brasil. **Ciência & Saúde Coletiva**, Rio de Janeiro, v. 25, n. 1, p. 101-112, 2020. Disponível em: <https://www.scielo.br/j/csc/a/Yx3hw9M5qZRnkMYYK6hvCbr/?lang=pt>. Acesso em: 23 mar. 2023.

MACHADO, M. H. (Coord.). **Perfil da enfermagem no Brasil**: relatório final: Brasil. Rio de Janeiro: Cofen; Fiocruz, 2017. Disponível em: <http://biblioteca.cofen.gov.br/wp-content/uploads/2019/05/relatoriofinal.pdf>. Acesso em: 9 mar. 2023.

MANOLA, C. C. V.; MOREIRA, S. A. S. Liderança: uma abordagem entre líderes e liderados à luz do grid gerencial. **Reuna**, v. 19, n. 4, p. 183-204, 2014. Disponível em: <https://revistas.una.br/reuna/article/view/658/593>. Acesso em: 23 mar. 2023.

MASCARENHAS, N. B.; ROSA, D. O. S. Bioética e formação do enfermeiro: uma interface necessária. **Texto & Contexto Enfermagem**, Florianópolis, v. 19, n. 2, p. 366-371, jun. 2010. Disponível em: <https://www.scielo.br/j/tce/a/ybgBYwYFwk3WdpgRGw8CTWp/abstract/?lang=pt>. Acesso em: 23 mar. 2023.

MASSON, C. **Código Penal comentado**. Rio de Janeiro: Forense; São Paulo: Método, 2014.

MATTOZINHO, F. C. B. **Tipos penais e sua ocorrência no exercício profissional de enfermagem**: análise de processos ético-disciplinares. 2020. Tese (Doutorado em Gerenciamento em Enfermagem) – Universidade de São Paulo, São Paulo, 2020. Disponível em: <https://www.teses.usp.br/teses/disponiveis/7/7140/tde-24022021-095208/publico/Fabiola_Mattozinho.pdf>. Acesso em: 9 mar. 2023.

McDONALD, L. Florence Nightingale: Statistics to Save Lives. **International Journal of Statistics and Probability**, v. 5, n. 1, p. 28-31, 2016. Disponível em: <http://dx.doi.org/10.5539/ijsp.v5n1p28>. Acesso em: 9 mar. 2023.

MELO, E. M. F.; GOMES, J. B. (Re)descobrindo Mary Seacole. In: SEMINÁRIO NACIONAL DE PESQUISA EM ENFERMAGEM, 16., 2011, Campo Grande-MS. **Anais**... Campo Grande-MS, 2011, p. 413-416.

MENEGHETTI, T. Evolução humana e o surgimento do direito: a contribuição de Rodolfo Sacco com o conceito de direito mudo. **Revista de Sociologia, Antropologia e Cultura Jurídica**, v. 8, n. 1, 2022. Disponível em: <https://indexlaw.org/index.php/culturajuridica/article/view/8850>. Acesso em: 23 mar. 2023.

MORAES, E. L. D. et al. Experience of Nurses in the Process of Donation of Organs and Tissues for Transplant. **Revista Latino-Americana de Enfermagem**, v. 22, p. 226-233, 2014. Disponível em: <https://www.scielo.br/j/rlae/a/nRDsYzmJ4y5SDWrBmg4FJyQ/?lang=en>. Acesso em: 23 mar. 2023.

NIGHTINGALE, F. **Notas sobre a enfermagem**. São Paulo: Cortez, 1989.

NUNES, M. I.; SANTOS, M. J.; MINAME, F. C. B. R. Diretivas antecipadas de vontade: implicações na prática profissional do enfermeiro. In: OGUISSO, T.; ZOBOLI, E. (Org.). **Ética e bioética**: desafios para a enfermagem e a saúde. 2. ed. ampl. e atual. Barueri: Manole, 2017. p. 243-259.

OGUISSO, T. Conselho Internacional de Enfermeiras – Quem é e o que faz? **RECENF – Revista Técnico-Científica de Enfermagem**, São Paulo, v. 2, n. 8, p. 65-128, 2004.

OGUISSO, T. **Trajetória histórica da enfermagem**. 1. ed. São Paulo: Manole, 2014.

OGUISSO, T. **Trajetória histórica da enfermagem**. São Paulo: Manole, 2015.

OGUISSO, T. **Trajetória histórica e legal da enfermagem**. 2. ed. São Paulo: Manole, 2007.

OGUISSO, T.; SCHMIDT, M. J. **O exercício da enfermagem**: uma abordagem ético-legal. 5. ed. Rio de Janeiro: Guanabara Koogan, 2019.

OGUISSO, T.; STEFANELLI, M. C.; FREITAS, G. F. Interfaces entre saúde mental, psiquiatria, direito e enfermagem. In: RIGONATTI, S. P.; ANDRADE, M. L. C. (Org.). **Psiquiatria forense e cultura**. São Paulo: Vetor, 2009. p. 179-214.

OGUISSO, T.; ZOBOLI, E. (Org.). **Ética e bioética**: desafios para a enfermagem e a saúde. 2. ed. ampl. e atual. Barueri: Manole, 2017.

OLIVEIRA, E. F. S. **Representação social da profissão enfermagem**: reconhecimento e notoriedade. São Paulo: Manole, 2018.

OMS – Organización Mundial de la Salud. **Enseñanza de enfermería materno-infantil em las escuelas de enfermería de América Latina**. 1973. Disponível em: <https://iris.paho.org/handle/10665.2/47840>. Acesso em: 23 mar. 2023.

OPAS – Organização Pan-Americana da Saúde. Disponível em: <https://www.paho.org/pt>. Acesso em: 9 mar. 2023.

PADILHA, M. I. C.; BELLAGUARDA, M. L. R.; COSTA, R. História da enfermagem: passado, presente e futuro. In: MURTA, G. F.; SALCI, M. A. (Org.). **Saberes e práticas**: guia para ensino e aprendizado de enfermagem. 12. ed. São Caetano do Sul: Difusão, 2019. v. 2, p. 173-211.

PADILHA, M. I. et al. **Enfermagem**: história de uma profissão. 3. ed. São Caetano do Sul: Difusão, 2020. ePub.

PEREIRA, C. E.; SOUZA, N. S. A importância do marketing pessoal para os profissionais da área da saúde. **Revista Saúde e Desenvolvimento**, v. 11, n. 9, 2017. Disponível em: <https://www.revistasuninter.com/revistasaude/index.php/saudeDesenvolvimento/article/view/723>. Acesso em: 23 mar. 2023.

PERNOUD, R. **A mulher nos tempos das cruzadas**. Tradução de Marina Appenzeller. Campinas: Papirus, 1993.

PESSIONI, L. **Morrer com dignidade**. São Paulo: Santuário, 1990.

PIRES, D. E. P. et al. Enfermagem: desafios em um contexto complexo. In: CONFERÊNCIA DE ENFERMAGEM DO ESTADO DE SANTA CATARINA., 1., Florianópolis, 2016. Disponível em: <http://www.corensc.gov.br/wp-content/uploads/2016/08/TEXTO-NORTEADOR_.pdf>. Acesso em: 9 mar. 2023.

PORTER, R. **História ilustrada da medicina**. Rio de Janeiro: Revinter, 2001.

RODROL, L. Aplicativos que ajudam na rotina das mães. **Veja São Paulo**, n. 49, 2016. Disponível em: <https://vejasp.abril.com.br/consumo/aplicativos-maes-gravidas-filhos/>. Acesso em: 23 mar. 2023.

SANNA, M. C. Os processos de trabalho em enfermagem. **Revista Brasileira de Enfermagem**, v. 60, n. 2, 2007. Disponível em: <https://www.scielo.br/j/reben/a/tdR5hDyyjjGRqZ8ytgGqHsz/abstract/?lang=pt>. Acesso em: 3 abr. 2023.

SANTOS, L. A. C.; FARIA, L. R. **A reforma sanitária no Brasil**: ecos da Primeira República. Bragança Paulista: Edusf, 2003.

SANTOS, M. **Bioética e humanização em oncologia**. Rio de Janeiro: Elsevier, 2017.

SANTOS, N. L. P.; BARREIRA, I. A. Estilo de vida e saúde: o cotidiano das alunas da Escola de Enfermagem Anna Nery na década de 20. **Revista Brasileira de Enfermagem**, Brasília, v. 51, n. 1, p. 165-176, 1998. Disponível em: <http://dx.doi.org/10.1590/S0034-71671998000100013>. Acesso em: 9 mar. 2023.

SCHOLZ, J. M. As apropriações dos direitos humanos no Brasil: o caso da Declaração Universal dos Direitos Humanos (1948). **Revista Internacional de História Política e Cultura Jurídica**, Niterói, v. 9, n. 2, p. 214-243, maio/ago. 2017. Disponível em: <https://periodicos.uff.br/revistapassagens/article/view/45932>. Acesso em: 23 mar. 2023.

SENADO FEDERAL. **Entenda o que faz cada um dos três poderes**. 8 dez. 2019. Post de Twitter. Disponível em: <https://twitter.com/SenadoFederal/status/1203645400978272257>. Acesso em: 23 mar. 2023.

SEYMER, R. L. **Miss Nightingale**. São Paulo: Melhoramentos, [S.d.].

SILVA, E. Q. S.; PORTELA, S. C. O. Ética em pesquisa: análise das (in)adequações do atual sistema de revisão ética concernentes à pesquisa social. **Revista Mundaú**, Maceió, v.1, n. 2, p. 38-53, 2017. Disponível em: <https://www.seer.ufal.br/index.php/revistamundau/article/view/2929>. Acesso em: 23 mar. 2023.

SILVA, G. B. **Enfermagem profissional**: análise crítica. São Paulo: Cortez, 1986.

SILVA, K. L. da; CABRAL, I. E. National Licensure Exam for Brazilian Nurses: Why and for Whom? **Revista Brasileira de Enfermagem**, v. 71, suplemento 4, 2018. Disponível em: <https://www.scielo.br/j/reben/a/DxdgPB9Ggcfspfc6Bb8sMrH/abstract/?lang=en&format=html>. Acesso em: 3 abr. 2023.

SILVA, M. C. N. da; MACHADO, M. H. Sistema de saúde e trabalho: desafios para a enfermagem no Brasil. **Ciência & Saúde Coletiva**, v. 25, n. 1, 2020. Disponível em: <https://www.scielo.br/j/csc/a/wqFyYK4y49f8WZPmkvrwVsQ/?lang=pt>. Acesso em: 9 mar. 2023.

SOUSA NETO, B. P. et al. Animais como modelos experimentais nos cursos de graduação na área da saúde: revisão sistemática. **Revista Eletrônica Acervo Saúde**, Campinas, v. 1, n. 50, p. 1-11, 18 jun. 2020. Disponível em: <https://acervomais.com.br/index.php/saude/article/view/2878>. Acesso em: 23 mar. 2023.

SOUZA, C. S. et al. Cultura de segurança em unidades de terapia intensiva: perspectiva dos profissionais de saúde. **Revista Gaúcha de Enfermagem**, v. 40 (esp.), 2019. Disponível em: <https://www.scielo.br/j/rgenf/a/HQZgjsypHfqPkkNVXb4DrsJ/?lang=pt>. Acesso em: 23 mar. 2023.

TARTUCE, F. **Direito civil**: direito das obrigações e responsabilidade civil. Barueri: Grupo Gen, 2022. v. 2.

TEIXEIRA, E. et al. **O ensino de graduação em Enfermagem no Brasil**: o ontem, o hoje e o amanhã. Brasília: Inep, 2006.

TENÓRIO, M.; OLIVEIRA, R.; MORAIS, H. O "Ato Médico" e as disputas jurisdicionais entre as profissões de saúde. **Saúde e Sociedade**, v. 31, n. 3, 2022. Disponível em: <https://www.scielo.br/j/sausoc/a/NyPDHYm3DrMZCdqYF8PxqQN/?lang=pt>. Acesso em: 3 abr. 2023.

VALADARES, F. C.; SOUZA, E. R. A violência que interroga a rede de saúde mental a partir da visão dos seus conselhos profissionais. **Cadernos Brasileiros de Saúde Mental**, Florianópolis, v. 7, n. 16, p. 95-116, 2015. Disponível em: <https://periodicos.ufsc.br/index.php/cbsm/article/view/68846>. Acesso em: 23 mar. 2023.

VALE, E. G.; FERNANDES, J. D. Ensino de graduação em Enfermagem: contribuição da Associação Brasileira de Enfermagem. In: TEIXEIRA, E. G.; FERNANDES, J. D.; SORDI, M. R. L. **O ensino de graduação em Enfermagem no Brasil**: o ontem, o hoje e o amanhã. Brasília: Inep, 2006.

VEATCH, R. M. **Bioética**. 3. ed. São Paulo: Pearson Education, 2014.

VIANA SILVA, M.; FIGUEIREDO, M. L. F. Desafios históricos da enfermagem à luz do pensamento bioético. **Revista Brasileira de Enfermagem**, Brasília, v. 63, n. 5, p. 841-843, 2010. Disponível em: <https://old.scielo.br/scielo.php?script=sci_arttext&pid=S0034-71672010000500024>. Acesso em: 9 mar. 2023.

VIEIRA, T. T.; ROSA, D. S. Dilemas emergentes no campo da ética. In: OGUISSO, T.; ZOBOLI, E. (Org.). **Ética e bioética**: desafios para a enfermagem e a saúde. 2. ed. ampl. e atual. Barueri: Manole, 2017. p. 169-186.

WHO – World Health Organization. **National Cancer Control Programmes**: Policies and Managerial Guidelines. Geneva, 2002.

Sobre os autores

Cristiano Caveião é graduado em Enfermagem (2007) pela Faculdade de Pato Branco (PR). Especialista em Gestão de Saúde e Auditoria (2009) pela Universidade Tuiuti do Paraná (UTP), em Enfermagem de Urgência (2016) pela Faculdade de Venda Nova do Imigrante (Faveni) e em Emergência e Enfermagem em UTI (2016) também pela Faveni. Mestre em Biotecnologia Aplicada à Saúde da Criança e do Adolescente (2013) pelas Faculdades Pequeno Príncipe. Doutor em Enfermagem (2016) pela Universidade Federal do Paraná (UFPR).
Lattes: <http://lattes.cnpq.br/3877860908275604>

Maria Caroline Waldrigues é graduada em Enfermagem (2008) pela Pontifícia Universidade Católica do Paraná (PUCPR). Especialista em Ensino do Processo de Enfermagem (2022) pela PUCPR, em Políticas Educacionais (2011) pela UFPR e em Gestão Pública em Saúde (2011) também pela UFPR. Mestre em Educação (2014) pela UFPR.
Lattes: <http://lattes.cnpq.br/7998270093955975>

Vitor Mocelin Zacarkim é graduado em Enfermagem (2016) pelo Centro Universitário Autônomo do Brasil (UniBrasil). Especialista em Oncologia (2019) pelo Programa de Residência Multiprofissional em Cancerologia do Hospital Erasto Gaertner e em Atenção ao Paciente Crítico: Urgência, Emergência e UTI (2022) pelo Centro Universitário Internacional (Uninter).
Lattes: <https://lattes.cnpq.br/2986481118042710>

Impressão: Reproset